Carl-Auer

Der Anfang ist die Hälfte des Ganzen.

Aristoteles, Politik 5, 4

Manfred Prior

Beratung und Therapie optimal vorbereiten

Informationen und Interventionen vor dem ersten Gespräch

Mit einem Vorwort von Bernhard Trenkle
und einem Beitrag von Gunther Schmidt

Zehnte Auflage, 2025

Umschlaggestaltung: Uwe Göbel
Umschlagbild, Grafiken und Bildergeschichten: Dieter Tangen
Redaktion: Uli Wetz
Satz: Verlagsservice Hegele, Heiligkreuzsteinach
Printed in Germany
Druck und Bindung: CPI books GmbH, Leck

MIX
Papier | Fördert gute Waldnutzung
FSC www.fsc.org FSC® C083411

CPI klimaneutral
Mehr Bäume. Weniger CO_2

Zehnte Auflage, 2025
ISBN 978-3-8497-0126-0

Bibliografische Information der Deutschen Nationalbibliothek:
Die Deutsche Nationalbibliothek verzeichnet diese Publikation in der Deutschen Nationalbibliografie; detaillierte bibliografische Daten sind im Internet über http://dnb.d-nb.de abrufbar.

Informationen zu unserem gesamten Programm, unseren Autoren und zum Verlag finden Sie unter: **https://www.carl-auer.de/**.
Dort können Sie auch unseren Newsletter abonnieren.

Carl-Auer Verlag GmbH
Vangerowstraße 14 • 69115 Heidelberg
Tel. +49 6221 6438-0 • Fax +49 6221 6438-22
info@carl-auer.de

Inhalt

Vorwort

»Was mit der Zeit anfangen? Anfangen!«, meint der Aphoristiker Andre Brie. Manfred Prior zeigt in diesem wichtigen Beitrag zur Technik moderner Psychotherapie und Beratung, wie man Klienten schon im Vorabgespräch am Telefon hilft, effizienter anzufangen, noch bevor sie glauben, dass es wirklich losgeht.

Manfred Prior macht das große therapeutische Potenzial sichtbar, das bereits im ersten Telefonat mit einem zukünftigen Klienten steckt, reflektiert und illustriert es. Darüber hinaus gibt sein Buch eine Fülle von Antworten und Ideen für Überweisungskontexte, den Umgang mit überweisenden Kollegen, das Weiterüberweisen von Klienten, für das Abgrenzen von Therapie, Beratung und Coaching, für Informationsschriften im Wartezimmer und vieles andere mehr.

Unser amerikanischer Kollege und Spezialist für medizinische Hypnose Joseph Barber thematisierte in den 80er Jahren im Rahmen eines Kongress-Workshops Wunderheilungen, die manchmal unerwartet als Folge von Demonstrationstherapien in seinen Auslandsworkshops zu verzeichnen waren. Die Position des »ausländischen Gurus« mobilisierte in den Demonstrationspatienten oft eine enorme Erwartungshaltung, und daraus resultierte eine ebenso enorme Aktivierung von Selbstheilungskräften. Eine einzige Sitzung bewirkte auf diese Weise oft mehr als viele reguläre Therapiestunden. Joseph Barber wies damals auf die Bedeutung der ersten Therapiestunde und die Wichtigkeit der Erwartungshaltung des Klienten hin und meinte schließlich: Die erste Stunde ist oft der einzige Schuss, den wir Therapeuten haben. Humorvoll fügte er an: Eigentlich sollten wir alle unsere Praxen schließen und nur noch nach spezieller suggestiver Ankündigung als Experten in den Praxen anderer Kollegen auftreten.

Manfred Prior nun beleuchtet in seinem gelungenen Buch, wie jeder von uns in seiner eigenen Praxis durch kluges suggestives Vorbereiten in den Augen der Klienten zum anerkannten Experten wird und wie der Klient dadurch seine eigenen Ressourcen und Problemlösefähigkeiten wirksam aktivieren kann. Prior illustriert, wie optimale Kontextbedingungen für das Gelingen von Therapien, Coaching und Beratungsgesprächen geschaffen werden können. Und er demonstriert, wie – lange vor dem üblichen Startschuss und lange bevor überhaupt offiziell beraten oder therapiert wird – wichtige Veränderungen beginnen und eingeleitet werden können.

Dieses Buch sollte jede und jeder lesen, bevor sie/er beginnt, therapeutisch zu arbeiten. Es sollte aber auch jeder lesen, der bereits therapeutisch oder beraterisch arbeitet. Ruheständler möchte ich eher warnen. Möglicherweise sind die Ideen von Manfred Prior ansteckend, und es könnte das Bedürfnis entstehen, sich – neu motiviert – reaktivieren zu lassen und noch einmal mit großem Spaß in den aktiven Dienst zurückzukehren, um die vielfältigen Anregungen und Ideen des Autors auszuprobieren. (Es gäbe natürlich auch die Variante, stattdessen depressiv zu reagieren – weil man nicht schon früher gewusst hat, wie man sich das therapeutische Leben mit Gewinn für sich und für die Klienten hätte erleichtern können.)

Abgerundet wird dieses hervorragende Buch durch ein Kapitel mit wertvollen und facettenreichen analogen Überlegungen von Gunther Schmidt zur optimalen Vorbereitung auf stationäre Psychotherapie aus hypnosystemischer Sicht.

Manfred Prior spezialisiert sich offensichtlich darauf, in seinen Büchern auf knappstem Raum eine Fülle wertvollster Informationen zu bieten. Der Autor des populären Bestsellers *Minimax-Interventionen: Minimale Interventionen mit maximaler Wirkung* legt hier aufs Neue ein Buch vor, das jeder Therapeut oder Berater gelesen haben sollte – zumindest jeder, der ein Telefon besitzt oder auf andere Art vor einem Erstgespräch Kontakt mit seinem Klienten hat.

Manfred Prior ist dabei, sich als Buchautor den Ruf zu erarbeiten: Prior – a priori gut.

Bernhard Trenkle
Rottweil, im Februar 2006

Danksagung

Natürlich hätte ich dieses Buch nicht schreiben können, ohne die Offenheit und das Vertrauen, das mir diejenigen entgegengebracht haben, die mich anriefen, um mit mir einen Termin zu vereinbaren.

Jeffrey K. Zeig hat mir das ericksonsche Konzept des »Seedings« so nahe gebracht, dass ich über einen Aspekt dieses »Säens« dieses Buch schreiben konnte.

Die lehrreichen Jahre der intensiven Zusammenarbeit mit *Ortwin Meiss* in Hamburg waren von seinem Spaß am Entwickeln von erfolgreichen Strategien und seiner Begeisterung und Sensibilität für wichtige sprachliche und systemische Kleinigkeiten geprägt. Das bildete die Grundlagen für das hier beschriebene Vorgehen.

Susann Fiedler und ich haben uns immer wieder gefragt, wie es ihr gelingt, am Zahnarztstuhl Hypnose so zu erklären, dass sie damit auch gleich die Aktivierung der vom Patienten gewünschten Ressourcen vorbereitet. Die Antworten haben wir für die zahnärztlichen Hypnosekurse in eine transparente, leicht lernbare Struktur gebracht. Das half mir sehr bei der möglichst genauen Darstellung der Informationen und Interventionen vor meinen Gesprächen.

Darüber hinaus danke ich den *Teilnehmern meiner Seminare* und den *Mitarbeitern von Beratungsstellen und Krankenhäusern,* die mir im Rahmen von Supervision und Organisationsentwicklungsprojekten durch ihr Interesse und ihre Fragen geholfen haben, die hier vorgestellten Konzepte immer weiter zu entwickeln und nachvollziehbar zu machen.

Besonderen Dank schulde ich *Petra Brzoskowski* dafür, dass sie mit ihrem bemerkenswert klugen Sachverstand, ihrem klaren Sinn für das Ganze und ihrem scharfen Blick für Details das Manuskript gründlich durchgearbeitet und so viele hilfreiche Verbesserungsvorschläge gemacht hat.

Nicht zuletzt danke ich *Gunther Schmidt*, dass er seinen wichtigen Beitrag unter schwierigsten Bedingungen termingerecht fertig stellen konnte.

Ralf Holtzmann, Klaus Müller und *Beate Ch. Ulrich* vom Carl-Auer Verlag danke ich sehr für die große Sorgfalt, die sie der guten Zusammenarbeit mit mir bei der Verlegung dieses Buches haben angedeihen lassen.

Dieter Tangen hatte freundlicherweise zugesagt, nach meinen Vorgaben die Illustrationen zu zeichnen. Ich war von meinen Vorstellungen besessen – er war bei aller ihm eigenen Zurückhaltung sehr von einigen Details überzeugt, die zunächst nicht in mein Bild zu passen schienen. Die Telefonate darüber waren trotz unserer beider Engagement immer von der Leichtigkeit seines wohlwollenden Humors getragen. Und dann sandte er mir noch das Protokoll eines Telefonates mit einem Bären, an das ich mich gar nicht erinnern konnte …

1. Einführung

Ich arbeite in einer freien Therapie- und Beratungspraxis. Meine Klienten bzw. Patienten müssen in der Regel für mein Honorar selbst aufkommen. Ich habe in den letzten 20 Jahren keinen Termin vereinbart, ohne vorher mit dem Anrufer selbst telefonisch gesprochen zu haben. Ich lasse kein Blind Date zu, bei dem ein für mich nichts sagender Name in meinem Terminkalender steht. Jeden, den ich zu einem (ersten) Gespräch treffe, »**kenne**« ich von einem Telefonat, das ich vorher mit ihm geführt habe. Umgekehrt hat auch jeder, der zu mir kommt, von mir durch ein Telefongespräch einen Eindruck bekommen und viele Informationen erhalten, die es ihm ermöglicht haben, gut auf das Gespräch vorbereitet zu sein. In diesem Telefonat mit dem Anrufer hole ich die für mich wichtigen Informationen ein. Außerdem informiere ich den Anrufer so, dass er das Wichtigste von dem weiß, was mir im ersten Gespräch und in unserer möglichen künftigen Zusammenarbeit wichtig sein wird.

Die im Folgenden beschriebene Vorbereitung ambulanter Beratung und Psychotherapie ist in meiner jahrzehntelangen Praxis als Berater, Psychotherapeut und Coach entstanden. Mich hat es immer begeistert, sehr motivierte, veränderungsfreudige Klienten und Patienten zu haben, die ich bei ihrem engagierten Bemühen um Erreichung ihrer Ziele unterstützen und fördern konnte. Im Gespräch mit Kollegen[1] in meinen Weiterbildungsworkshops fiel mir immer mehr auf, dass vergleichsweise aktive und optimal vorbereitete Menschen zu mir kommen, mit denen zu arbeiten eine Freude und große Befriedigung

1 Aus Gründen der besseren Lesbarkeit habe ich meist die männliche Sprachform gewählt.

ist. 95 Prozent meiner Klienten bzw. Patienten[2] berichten außerdem in der ersten Sitzung von einer mehr oder weniger deutlichen Besserung, die seit dem Telefonat eingetreten ist, bei dem sie mit mir den Termin des Erstgespräches ausgemacht haben.

Lange Zeit hielt ich das vor allem für ein Ergebnis dessen, dass ich nicht in einer Beratungsstelle oder Klinik angestellt bin, sondern in freier privater Praxis arbeite und fast alle meine Klienten für die Termine mit mir selbst bezahlen müssen. Außerdem werden meine Klienten bzw. Patienten oft von anderen Klienten bzw. Patienten oder Kollegen zu mir empfohlen. Auch meinem guten Ruf schrieb ich es zu, dass die Menschen, die zu mir kommen, motivierter zu sein scheinen, die richtige Einstellung gegenüber der Therapie haben, vieles bei ihnen schon innerlich »gereift« ist und fast alle seit dem Telefonat mit mir eine Besserung berichten können. Und natürlich dachte ich, dass meine vielfältigen und guten therapeutischen Techniken die Ursache für das vergleichsweise leichte Arbeiten mit sehr kompetenten Menschen sei.

Mein guter Ruf und meine privilegierte Situation als in freier Praxis arbeitender Berater und Psychotherapeut haben sicher einen großen günstigen Einfluss auf meine Arbeit. Immer mehr fiel mir aber auf, dass ich darüber hinaus Coaching, Beratung und Therapie meist sehr anders beginne als viele meiner Kollegen, die über schwierige Therapien und zähe Sitzungen klagen, über Burn-out und die Mühseligkeit ihrer Arbeit. Ich hingegen klagte eher darüber, dass ich so viel mit Patienten telefonieren müsse, da ich keine Sekretärin hatte, vor allem keine

2 Für den Anrufer ist es ein großer Unterschied, ob die gemeinsame Arbeit als »Therapie«, »Beratung« oder »Coaching« und er folglich als »Patient«, »Klient«, »Beratener« oder »Trainee« definiert wird. Diese Definitionen haben auch einen großen Einfluss auf den Verlauf und das Ergebnis der Sitzungen. Wie man diese Definitionen von Anfang an nutzen und gezielt einsetzen kann, wird in Abschnitt 4.1.3 beschrieben.

Sekretärin, die die mir so wichtig erscheinenden Ersttelefonate mit Anrufern gut führen konnte.

Ich erkannte immer mehr, dass und wie durch Gestaltung dieser Ersttelefonate ein erfolgreiches therapeutisches Arbeiten von Anfang an sehr wahrscheinlich gemacht wird. Bei diesen Telefonaten mit Menschen, die um Beratung oder Therapie nachsuchen, bin ich davon geleitet, was ich selbst in der Position des Patienten an Informationen und Erfahrung am Telefon bräuchte, um gut auf das erste Gespräch und die anschließende gemeinsame Arbeit eingestellt zu sein. Darüber hinaus ist es mir bei diesen Telefonaten ein Anliegen, auf allen Ebenen möglichst gute Voraussetzungen und Rahmenbedingungen zu schaffen, um in möglichst wenigen Sitzungen möglichst erfolgreich sein zu können. Ich erkannte zunehmend, wie wichtig diese telefonischen Vorinformationen sind, und verbesserte mein Telefonieren vor dem Erstgespräch immer mehr. Ich begann, zu diesem Thema Vorträge zu halten und Seminare durchzuführen. Durch die Fragen der Kollegen und das Lehren erkannte ich, was ich im Einzelnen alles anders mache. Die oft begeistert positiven Rückmeldungen der Kollegen, die an diesen Seminaren teilnahmen und die Anregungen in ihren Telefonaten umsetzten (»Es ist erstaunlich, was mir die Patienten jetzt in den Erstgesprächen an Besserungen berichten …«, »Nach so einer Vorbereitung ist Therapie für mich viel leichter geworden …«, »Meine Therapien sind dadurch deutlich kürzer geworden …«, »Dieses telefonische Vorgespräch ist zu einem wichtigen Element meiner immer mehr lösungsorientierten Therapie geworden«) – diese Rückmeldungen motivierten mich, dieses Buch zu schreiben.

Thema dieses Buches sind also die ersten, entscheidenden 5 bis 15 Minuten des ersten Kontaktes zwischen Berater bzw. Therapeut und Klient bzw. Patient. In diesen Minuten hat man die größten Möglichkeiten, die Therapie oder Beratung von Anfang an »aufs richtige Gleis« zu bringen und konstruktive Zusammenarbeit und Zufriedenheit am Ende der Beratung bzw. Therapie vorzubereiten. Und viele Probleme treten in Beratung und Therapie kaum noch auf, wenn man das gemeinsame Unterfangen von Anfang an gut beginnt. Meine Erfahrung ist: In der guten Gestaltung der Zeit *vor* der Beratung und Therapie liegt ein großes Verbesserungspotenzial mit enormen Auswirkungen darauf, wie gut oder schlecht die anschließenden Gespräche »laufen«. Dieses Verbesserungspotenzial möchte ich Ihnen im Folgenden zugänglich machen.

Dieses Buch beschreibt, wie Sie künftig viel mehr Klienten oder Patienten haben können, die bis zum Erstgespräch u. a.:

- Ihnen als künftigem Therapeuten bzw. Berater positiv gegenüber eingestellt sind
- Sie am Telefon als *kompetent* und *Vertrauen erweckend* erfahren und von Anfang an einen *»guten Draht«* zu Ihnen bekommen haben
- vor der ersten Sitzung z. T. erhebliche *Besserungen* erzielt haben
- *zuversichtlich* und in hoffnungsvoller Erwartung sind, weitere Besserungen erzielen zu können
- die »richtige« Einstellung der Therapie bzw. Beratung gegenüber (bekommen) haben
- sich so in die Therapie bzw. Beratung einbringen, wie es für Ihre Art, Therapie zu machen und zu beraten, nützlich ist
- über ihre *Ziele* nachgedacht, ihre Zielvorstellungen geklärt haben,
- *hoch motiviert* sind, ihre Ziele zu erreichen und etwas dafür zu tun
- sich selbst als jemanden ansehen, der *Fähigkeiten* und *Ressourcen* hat
- diese Fähigkeiten und Ressourcen einbringen und für die Therapie bzw. Beratung etwas *tun* wollen.

In dem Maße, wie es Ihnen gelingt, die hier beschriebenen Vorgehensweisen zu berücksichtigen, werden nicht nur Ihre ersten

Gespräche mit Klienten bzw. Patienten, sondern die ganze anschließende Beratung und Therapie befriedigender und erfolgreicher sein. Sie werden zahlreiche Anregungen finden, wie Sie durch die Gestaltung eines guten Anfangs dazu beitragen können, dass Ihre Klienten durch Ihre Beratungen, Coachings und Therapien schneller ihre Ziele erreichen können.[3]

3 Den Kollegen, die jetzt um ihre Existenz bangen, sei versichert: Zwar weise ich in diesem Text nur vereinzelt darauf hin (z. B. in der Fußnote auf S. 81), wie Sie Anrufer von Anfang an so behandeln können, dass die Wahrscheinlichkeit von langen Beratungs- und Behandlungszeiten steigt. Sie können aus dem Beschriebenen aber in der Regel mühelos ableiten, welche Formulierungen sich für die Förderung von langen Beratungs- und Behandlungszeiten anbieten.

Ein Telefonat …

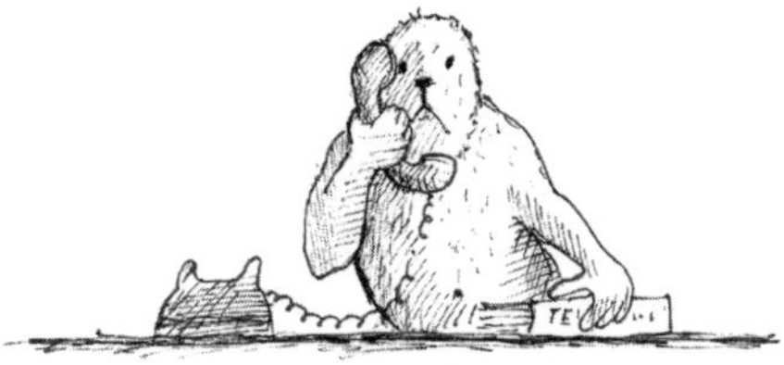

Hallo Doktor! Ich ruf Sie an bezüglich meiner Psüche-
dieselbe ging mir kürzlich leider in die Brüche …

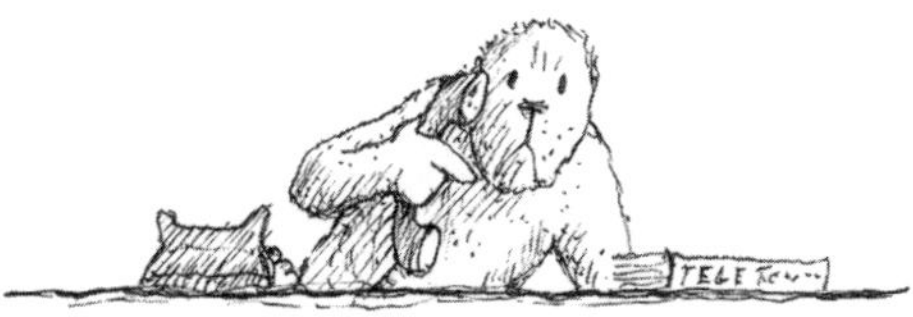

Sie liegt hier unterm Tisch am Boden und ist total
verstört …. Moment .. ich hol'se mal nach oben …

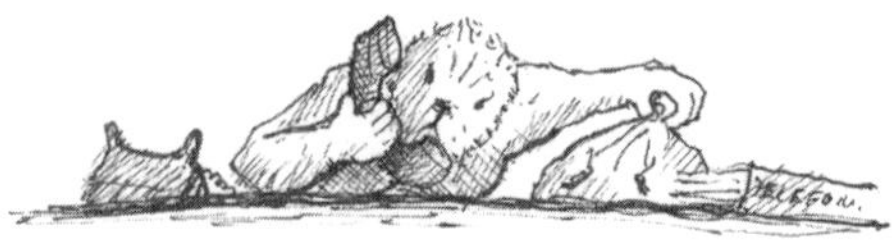

wie bitte? ... ja, so manches hab ich schon mal ausprobiert, doch helfen tat da nix bisher...

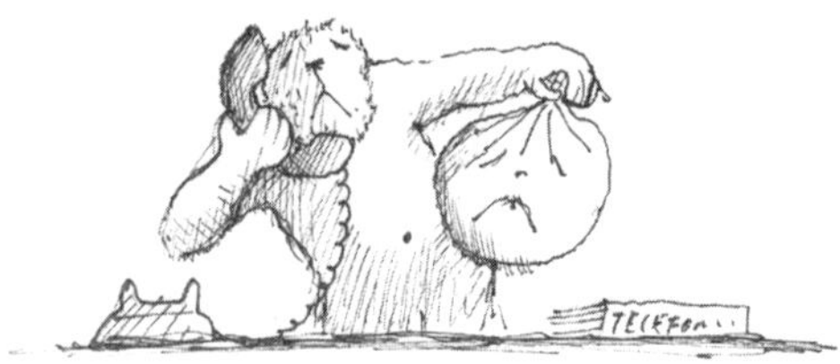

sie leidet schrääklich Not! ... ich fürchte fast, in Bälde isse tot! ....

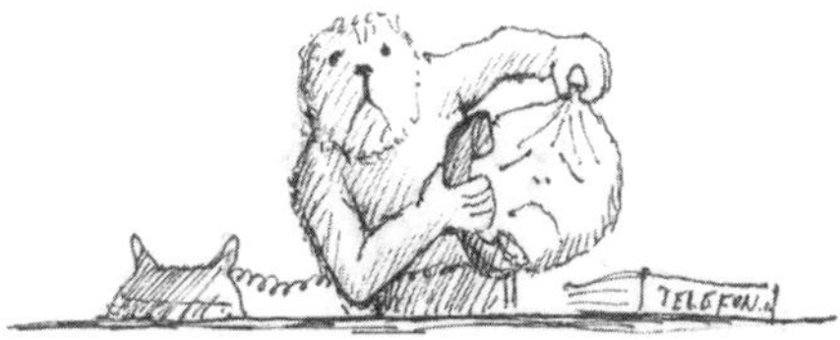

da, hörn 'se selbst: sie ist komplett verstummt!
noch gestern hat 'se wenigstens gebrummt....

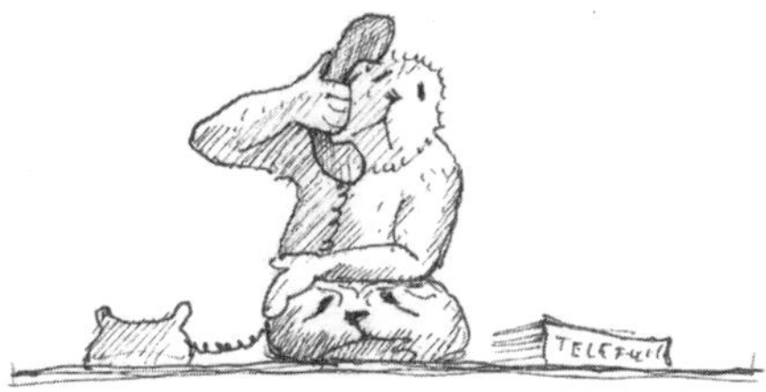

Ich kann das nicht erklären mir; ich bin doch stets
soo lieb zu ihr! ... Herr Doktor, reden Sie ganz
offen! Gibt es bei ihr noch was zu hoffen?

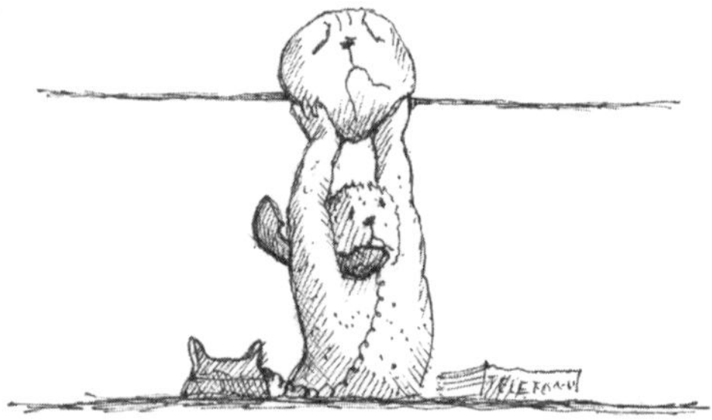

Also, mit Duhtjursälf bin ich am Ende......
Herr Doktor, Sie kennen sich ja aus in so'ne
Sachen: lässt sich vielleicht auf höh'rer
Ebene noch was machen?

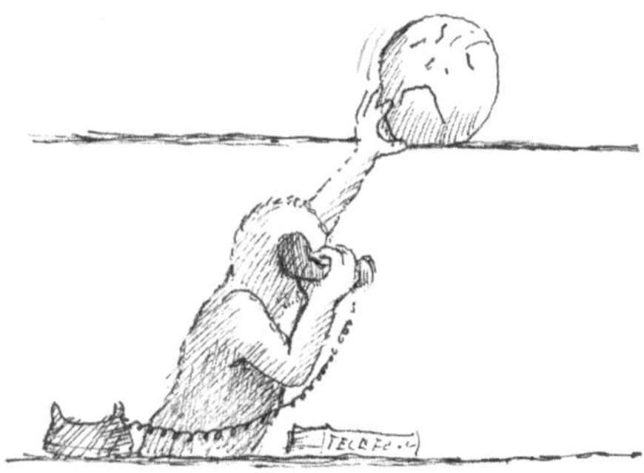

Ich geb' mein Seelchen drum in Ihre werten Hände

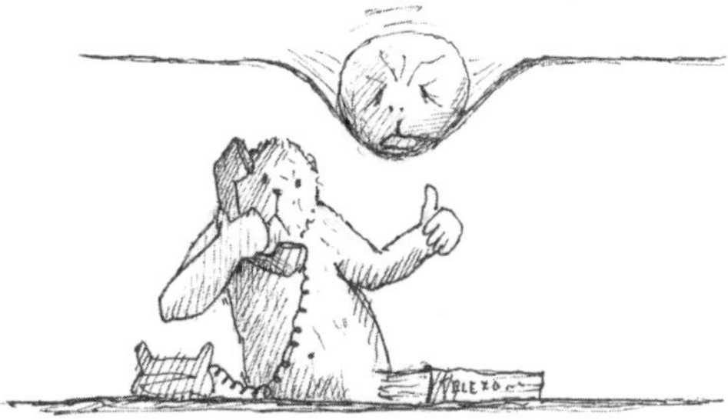

..... na, ich sag's ja .. auch bei Ihnen hängt'se ganz schön durch! ....

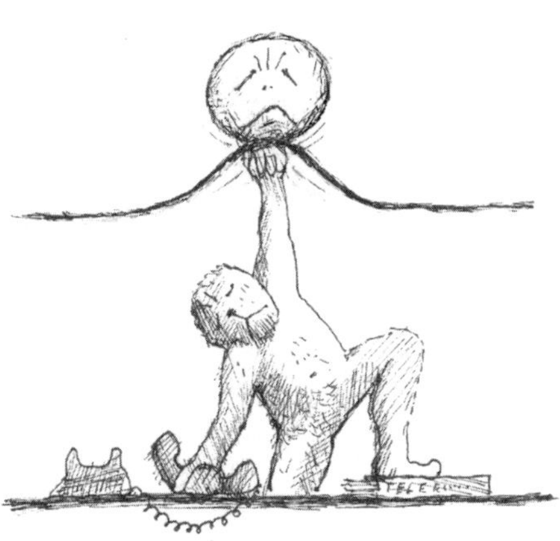

Nun, das werden wir gleich haben ....

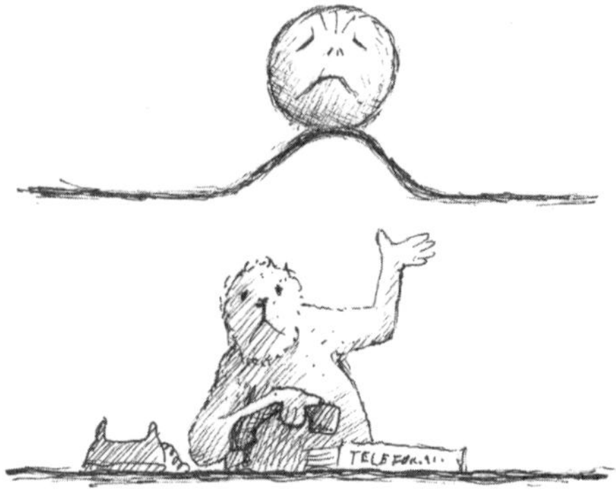

So, Doktor, nun haben Sie das Sagen! Versuchen Sie bei ihr Ihr Glück! Ich halt' jetzt vornehm mich zurück.....

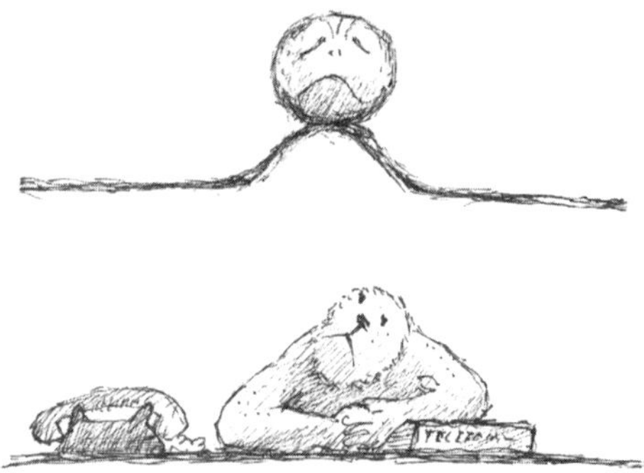

--- und warte ab und hoffe auf den großen Wurf....

2. Eine exemplarische Fallgeschichte: »Butter bei die Fische«

Eine Frau ruft bei mir an und bittet um einen Termin. Ich bitte sie darum, mir mit einem Stichwort oder einer Überschrift zu sagen, was ihr Anliegen oder ihr Ziel für diesen Termin sei. Sie sagt, dass es ihr eigentlich um zwei Dinge gehe, die aber möglicherweise zusammenhingen. Das Erste sei ihre Sarkoidose, das sei eine selten vorkommende entzündliche Erkrankung, von der man sage, dass sie auch psychosomatisch bedingt sei. Und zweitens habe sie Zeit ihres Lebens Angst davor gehabt, einen Mann als Partner zu verlieren. Insgesamt komme sie im Leben, also mit ihrer Arbeit, ihrer Freizeit, mit ihren Freundinnen und Bekannten und so, ganz gut klar. Sie sei auch irgendwie ein fröhlicher Mensch. Ich sage ihr, dass ich natürlich auch nicht wisse, ob die Sarkoidose, die ich als Krankheitsbild bisher nicht kenne, bei ihr psychosomatisch bedingt sei. Das könne zwar sein, würde mich bei ihr aber eher wundern, da sie ja eher ein fröhlicher Mensch sei, was ich ja auch an der Art ihres Telefonierens merkte, und mit ihrem Leben bezüglich Arbeit und Freundeskreis ganz gut klarkomme. Wir könnten aber gemeinsam herauszufinden versuchen, wie sie ihre Fröhlichkeit und ihre anderen – möglicherweise auch unbewussten – Stärken noch mehr zur positiven Beeinflussung ihrer Sarkoidose nutzen könne. Und was ihre Angst gegenüber Männern anbetreffe, gehe es nach meinem Verständnis wohl darum, mit meiner Unterstützung noch mehr Vertrauen in ihre Beziehung zu Männern oder ihrem Partner reinzukriegen und das Ganze auf eine realistischere Basis zu stellen. Sie bejaht das. Ich vereinbare mit ihr einen Termin in einem Abstand von ca. vier Wochen nach unserem Telefonat, informiere sie darüber, dass wir für dieses Gespräch ca. 60 Minuten Zeit hätten, und äußere dann die Vermutung, dass sie wahrscheinlich wissen wolle, was mir in unserem ersten Gespräch wichtig sein wird. Sie stimmt dem zu. Daraufhin fahre ich fort:

»Natürlich möchte ich ein paar Fakten wissen, also das, was Sie denken, was ich wissen muss, um Sie und Ihre Situation verstehen zu können. Aber besonders werde ich mich an diesem Termin für drei Dinge interessieren: Das Erste sind Ihre Ziele. Mich interessiert, was Sie mit unserem Gespräch erreichen wollen. Das interessiert mich sehr genau auf vielen Ebenen. Von Ihren Zielen möchte ich mir ein sehr genaues Bild machen und eine sehr genaue Vorstellung bekommen können. Ich will also wissen und werde Sie fragen, wo genau Sie hinwollen. Ich möchte in unserem Gespräch also Folgendes wissen: Wenn wir annehmen, dass unsere gemeinsame Arbeit optimal läuft, Sie irgendwann meine Unterstützung nicht mehr brauchen und sich dann von mir verabschieden mit den Worten: ›Vielen Dank Herr Prior, ich brauche Ihre Unterstützung nicht mehr, ich bin jetzt da, wo ich hinwollte‹ – wo sind Sie dann? Wie geht es Ihnen dann? Wie ist dann Ihre Beziehung zu Männern oder einem oder Ihrem männlichen Partner? Und wie ist Ihre Lebenssituation? Das will ich recht genau wissen. Deswegen werde ich Ihnen dazu viele Fragen stellen – auch weil ich sicher sein will, dass ich auf möglichst vielen Ebenen weiß, wo Sie hinwollen und dass wir an einem Strang in die gleiche Richtung ziehen. Das wird Sie also wahrscheinlich in der nächsten Zeit noch beschäftigen, und es kann gut sein, dass sich da bis zu unserem Termin am … bei Ihren Zielen auch noch etwas ändert.

Zweitens werde ich Sie fragen: ›Was haben Sie schon alles getan, um Ihr Ziel zu erreichen und auch die Sarkoidose positiv zu beeinflussen? Und mit welchem Erfolg?‹ Da wird es einiges geben, was zu Besserungen geführt hat, und einiges, was eher zu einer Verschlechterung geführt hat, obwohl es eigentlich gut gemeint war. Beides interessiert mich. Das, was eher zu einer Verschlechterung geführt hat, um uns erfolglose Bemühungen in die falsche Richtung zu ersparen. Und das, was zu einer Besserung geführt hat, interessiert mich, weil man das vielleicht noch mehr machen kann.

Ich werde Sie außerdem fragen, was sich zwischen unserem heutigen Telefonat und unserem Gespräch am ... möglicherweise schon Gutes getan hat. Das will ich Ihnen kurz erläutern: Sie kennen das vielleicht vom Zahnarzt: Man ruft mit Zahnschmerzen an, und wenn man dahin kommt, spürt man manchmal kaum noch was oder vielleicht sogar gar nichts (und das ist dann für beide eine blöde Situation). Die Forschung[4] hat nun festgestellt, dass bei über 70 Prozent der Menschen, die einen Beratungs- oder Therapietermin ausmachen, zwischen diesem Telefonat und dem ersten Termin in irgendeiner Hinsicht eine Verbesserung zu verzeichnen ist, das kann eine kleine, auf den ersten Blick ganz unscheinbare Verbesserung sein, das kann aber auch eine sehr bedeutende Verbesserung sein bis hin zu dem allerdings eher seltenen Fall, dass eine Beratung oder Therapie gar nicht mehr nötig ist. Wie man sich diese Besserung erklären kann, weiß man noch nicht genau. Da kann mit reinspielen, dass man sich vorstellt, wie der Herr Prior das Problem angehen und mit mir lösen wird, und man dadurch auf neue Gedanken kommt oder man einfach etwas anders macht. Das kann sein, dass das daher kommt, dass man durch Ausmachen des Termins noch entschiedener ist, das Problem zu lösen, oder Sonstiges. Die Forscher rätseln und spekulieren da noch. Wie sich das erklären lässt, darüber kann man die Wissenschaft noch streiten lassen und ist auch nicht so wichtig. Wichtig ist, dass es diese Besserung gibt. Und wenn das auch bei Ihnen so ist, dass Sie bei sich eine Besserung in irgendeiner Hinsicht bemerken, dann möchte ich Sie bitten, darauf zu achten, denn ich werde mich dafür interessieren und Sie in unserem ersten Gespräch auch danach fragen, denn das ist möglicherweise etwas, worauf wir weiter aufbauen und was wir noch ausbauen können.

4 Sie finden Näheres hierzu ab Seite 89.

So, ich glaube, jetzt wissen Sie das Wichtigste. Halt, nein: Sie wollen ja auch noch wissen, was das kostet. Mein Honorar pro Sitzung und auch für dieses Gespräch beträgt ... Euro.

Ach ja, und zu Beginn werde ich Sie auch noch fragen, ob ich auch bei Ihnen routinemäßig eine Videokamera mitlaufen lassen kann. Das hat den Vorteil, dass ich mir unser Gespräch noch einmal anschauen könnte, wenn ich den Eindruck habe, ich hätte etwas nicht richtig verstanden oder noch besser machen können. Für Sie hat das den Vorteil, dass auch Sie sich zu Hause unser Gespräch noch einmal in aller Ruhe angucken könnten. Aber außer mir und Ihnen bekommt dieses Video niemand zu sehen, und wenn Sie das jemand zeigen wollten, wäre es schön, wenn Sie mir das sagen würden. So, haben wir jetzt alles besprochen?« Sie bejahte das und hatte keine weiteren Fragen. Ich verabschiedete mich, indem ich sagte, dass ich mich auf unser Gespräch am ... freue und gespannt bin, »was wir da zusammen entwickeln.«

Dieses Telefonat hat ungefähr zwölf Minuten gedauert.

Als ich die Anruferin ca. 4 Wochen später zum vereinbarten Termin begrüße, steht vor mir eine Frau, die sichtlich aufgewühlt ist. Ich spreche sie darauf an, und sie bestätigt mir, dass sie in der Tat ziemlich aufgewühlt sei und jetzt erst mal etwas zu verdauen habe. Der Hintergrund sei, dass sie seit über einem Jahr einen Freund habe, der hier in dieser Großstadt lebe, wohne und arbeite. Ihre Beziehung pflegten sie aber ausschließlich in ihrem Wohnort, der ca. 50 km entfernt sei. Von ihrem Freund habe sie zwar gewusst, dass er hier in dieser Großstadt auch noch eine Frau und mit ihr ein Kind habe, er habe aber gesagt, dass diese Frau mit Kind für ihn völlig unbedeutend sei, er mit ihnen abgeschlossen habe und sie die Einzige für ihn sei. Aus Angst, zu aufdringlich zu sein und diesen Mann zu verlieren, habe sie nie gewagt, weiter nachzufragen. Ihre »große Liebe«, einen Mann, den sie vor Jahren tief geliebt habe, habe sie nämlich ihrer Meinung nach verloren, weil sie zu nachfragend und fordernd gewesen sei. Mit ihrem jetzigen Partner lebe sie in einer durchaus schönen Wochenendbeziehung. In letzter Zeit habe sie zunehmend mehr das Bedürfnis nach einer verbindlicheren Beziehung zu ihm verspürt. Sie habe darüber nachgedacht, ob man nicht zusammenziehen und auch eventuell eine Familie gründen wolle. Zusätzlich zu ihrer Angst, ihn zu verlieren, hätte eine gewisse Scheu ihres Freundes und seine Überzeugung, dass doch alles so, wie es sei, gut sei und man da nichts ändern solle, sie davon abgehalten, weiter auf ihren Wünschen zu beharren. In ihr sei aber in den letzten Wochen und Tagen die Überzeugung gewachsen, dass nun endlich einmal »Butter bei die Fische« gemacht werden müsse (damit umschrieb sie ihr Interesse an einer verbindlicheren Beziehung und erfahrbaren Entschiedenheit dieses Mannes für die Beziehung mit ihr). So habe sie nun allen Mut zusammengenommen und sei auf dem Weg zu dem Termin mit mir erstmals bei der Wohnadresse ihres Freundes vorbeigegangen. Dort habe sie zu ihrer großen Überraschung nicht nur seinen Namen, sondern auch den Namen seiner Frau und eines Kindes gelesen, sodass die ja wohl noch zusammenleben müssten! Das habe sie nicht für möglich gehalten, und es lasse ihre Beziehung zu diesem Mann in einem ganz anderen Licht erscheinen.

In dem anschließenden Gespräch schaffen wir einen Raum, in dem sie diese neue Information verdauen und konkrete Konsequenzen überlegen kann. Darüber hinaus interessiere ich mich dafür, was es zu bedeuten hat, dass es ihr gelungen ist, den Tatsachen ins Auge zu sehen und damit die Voraussetzungen zu schaffen, »klar Schiff« zu machen. Ich überlege mit ihr auch, welche Fähigkeiten es ihr ermöglicht haben, bei der Wohnung ihres Freundes vorbeizugehen, was das eventuell mit Mut zu tun haben könne und was es zu bedeuten habe für das Ausmaß, in dem sie dabei sei, ihre alte Angst bezüglich »Männer zu verlieren« zu überwinden. Und ich interessiere mich sehr dafür, wie sie sich künftig ihre Beziehung zu diesem Mann und einem Partner allgemein wünscht und wie sie sie gestalten will. Da die Sarkoidose einen günstigen Verlauf nahm, thematisierten wir in den wenigen in vier- bis sechswöchentlichem Abstand noch folgenden Sitzungen hauptsächlich, wie sie immer erfolgreicher darin werden könnte, die Beziehung zu ihrem Freund befriedigender und verbindlicher zu gestalten. Der Freund zog nach einigem Zögern mit.

Diese Geschichte zeigt exemplarisch, was 95 Prozent meiner Patienten berichten: Besserungen zwischen dem Telefonat und der ersten Sitzung.[5] Sie sind nur eines von vielen wichtigen Ergebnissen, die man mit einer durchdachten Art und Weise des ersten Telefonates in 5 bis 15 Minuten mit dem Patienten erreichen kann.

Nach meiner Erfahrung gibt es nur sehr selten im Verlauf einer Beratung bzw. Psychotherapie *wieder einen Zeitpunkt, in dem man mit einem so geringen Aufwand von 5 bis 15 Minuten so viel bewirken* kann. Denn zusätzlich zu den erzielbaren Verbesserungen bis zum Gespräch kann in diesem Telefonat u. a. erreicht werden:

- eine positive Einstellung zum Berater bzw. Therapeuten
- eine »richtige« (nämlich zur Vorgehensweise passende) Einstellung
- eine innere Beschäftigung mit den für diese Vorgehensweise wichtigen Fragen
- eine vorbereitende Klärung der angestrebten Ziele
- eine hohe Motivation, diese Ziele zu erreichen und etwas dafür zu tun
- eine Orientierung hin auf die eigenen Ressourcen und Fähigkeiten
- eine hohe Bereitschaft, diese Ressourcen und Fähigkeiten in die gemeinsame Arbeit einzubringen.

5 Weitere Beispiele für Besserungen, die zu Beginn der ersten Sitzung berichtet wurden, finden Sie in Abschnitt 4.7, S. 82.

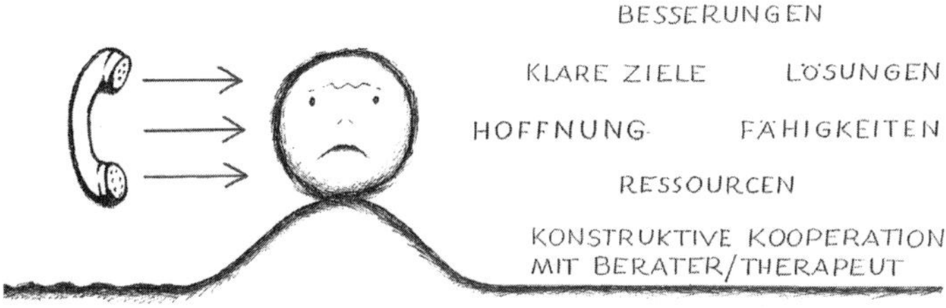

Abb. 1: Anrufer, die einen Termin für eine Beratung/Therapie ausmachen wollen, sind in der Regel während des Telefonates in einem Zustand großer Beeinflussbarkeit – vergleichbar mit einer Kugel auf einem Hügel.

Ein solches Telefonat kann bei Privatpatienten im Rahmen einer Abrechnung mit Krankenkassen als telefonische Beratung (GOÄ 1) oder als »eingehende, das gewöhnliche Maß übersteigende Beratung« (Dauer mindestens 10 Minuten) (GOÄ 3) berechnet werden.

Bevor ich im 4. Kapitel dieses wirkungsvolle Telefonieren detailliert beschreibe, will ich im Folgenden die Ausgangssituation des Telefonats in einigen wichtigen Aspekten schildern.

3. Ausgangspositionen bei der Vereinbarung eines Termins

3.1 Aspekte meiner Ausgangsposition als Berater bzw. Therapeut

Meine Einstellung zum Telefonat

Das Telefonat mit dem Anrufer, der einen Termin zur Beratung oder Therapie mit mir ausmachen will, sehe ich als einen der wichtigsten Momente unserer eventuellen künftigen Zusammenarbeit an. Ich habe mir Rahmenbedingungen geschaffen, die es mir ermöglichen, mit meiner ganzen Aufmerksamkeit beim Anrufer zu sein. Einerseits will ich alle für mich und den Anrufer wichtigen Vorinformationen austauschen. Andererseits möchte ich das Telefonat so kurz wie möglich halten.

Meine Voranahmen über Anrufer

Wer einen Termin mit mir ausmachen will, hat dank seiner vielfältigen Ressourcen und Fähigkeiten schon einige Krisen in seinem Leben bewältigt. Wenn der Anlass für den Anruf bei mir eine Krise ist, so hat er sich aus dem Tiefpunkt seiner aktuellen Krise schon etwas hochgearbeitet.[6] Wer von mir Unterstützung

6 Früher »wusste« ich, dass Anrufer *vor* dem absoluten Tiefpunkt um einen Termin nachsuchen. Daraus leitete sich dann die noch immer vereinzelt anzutreffende Vorstellung ab, dass es für erfolgreiche Beratung und Therapie erforderlich sei, dass Klienten zunächst »richtig im Keller«, »ganz tief unten« sein müssten, damit eine Besserung erzielt werden könne. Seitdem die zahlreichen Berichte meiner Klienten mich davon überzeugt haben, dass die Anrufer bei der Terminvereinbarung die Talsohle in der Regel bereits durchschritten haben, kann ich leichter erkennen, welche Besserungskompetenz meine Klienten auch vor dem Kontakt mit mir schon gehabt haben.

bei Erreichung eines Zieles will, hat schon einiges erfolgreich getan, um dieses Ziel zu erreichen. Wer sich zu einer »Therapie« bei mir entschlossen hat, hat meist einen längeren Entscheidungsprozess durchlaufen und bestimmte Vorstellungen von Therapie.

Elemente meiner Vorstellungen von Beratung und Therapie

Mein Konzept ist stark geprägt davon, dass gute Beratung und/oder Therapie viel systematische Hilfe zur Selbsthilfe ist. Essenziell für den Erfolg meiner Bemühungen ist es, dass ich die Ziele des Klienten und seine Sicht der Dinge verstehe. Für mich gibt es, anders als in der Medizin, im Bereich der Probleme, die zum Anruf bei einem Berater oder Psychotherapeuten führen, keine vom Bewusstsein (und vom Unbewussten!) des Patienten unabhängige Diagnose. Die Diagnose, die (Therapie-)Ziele und die Wege, auf denen man die vom Patienten definierten Ziele zu erreichen versucht, sind im Bereich Beratung bzw. Psychotherapie das Ergebnis eines Verhandlungsprozesses zwischen Klient und Therapeut bzw. Berater. Meine Kompetenz als Berater bzw. Therapeut liegt auch in meiner Fähigkeit, mit dem Klienten lösbare Problemdefinitionen und erreichbare Ziele zu erarbeiten.

Als Berater oder Therapeut bin ich in vielerlei Hinsicht vor allem Frageexperte und Experte für die Eröffnung neuer und nützlicherer Perspektiven. Mein großes Interesse gilt dem, was der Klient bzw. Patient aktiv getan hat, um seine Ziele zu erreichen bzw. das Problem zu lindern, was er wann wie bessern konnte und welches seine Stärken und Fähigkeiten sind, die es weiter auszubauen und zu nutzen gilt. Wie in vielen anderen Bereichen kann man bei Beratungs- oder Therapieanliegen Besserungen erzielen, ohne im Einzelnen die Gründe für die Probleme verstanden zu haben. Und man muss m. E. nicht alle Probleme als persönlichkeits- oder identitätsbedingt ansehen, um Besserungen erzielen zu können. Im Gegenteil: Sich in seiner Persönlichkeit zu ändern wird in der Regel als sehr schwierige, große Aufgabe erlebt, die man nur sehr widerwillig angeht – lieber will man zunächst so bleiben, wie man ist.

Mir ist es in der Regel lieber, wenn der Anrufer nicht darauf festgelegt ist, »Therapie« zu wollen (Näheres dazu unter 4.1.3). Unabhängig davon, ob »Beratung«, »Coaching« oder »Therapie« vereinbart ist, bin ich nach Vereinbarung eines Termins dazu entschieden, einen Beitrag dazu zu leisten, dass der Klient bzw. Patient seine Ziele erreicht, und stelle ihm dazu mein ganzes Wissen, meine ganze Erfahrung und mein ganzes Können aus allen Bereichen zur Verfügung. Eine etwas ausführlichere Beschreibung meines Selbstverständnisses als Berater bzw. Therapeut finden Sie im Anhang 2, *Brief an Anrufer.*

3.2 Aspekte der Ausgangsposition des Anrufers

Auch die Ausgangslage eines Anrufers kann unter verschiedenen Gesichtspunkten beschrieben werden.

Anrufer unterscheiden sich in dem Ausmaß, in dem sie sich als »krank« oder als »gesund« ansehen, und danach, welche Haltung sie dem gegenüber haben, was als »Psychotherapie« bezeichnet wird. Für viele ist es ein bedeutsamer Unterschied, ob sie einen Termin zu einer »Beratung« oder zu einer »Therapie« ausmachen.

Es gibt Anrufer, die ein Problem oder mehrere Probleme haben und nach nüchterner Überlegung zu dem Schluss kommen, dass sie sich von einem Berater kompetent dabei unterstützen lassen wollen, schnell und ökonomisch Lösungen zu finden. Sie rufen an, um zu hören, ob man der Richtige für sie ist, oder sie wollen einen Termin ausmachen, weil sie Empfehlungen oder andere Vorinformationen bekommen haben. Andererseits gibt es Menschen, die in einer verzweifelten Lage und von schweren psychischen Problemen gequält sind und explizit einen Termin zu einer »Beratung« ausmachen. Sie wollen aus verschiedenen Gründen keine »Therapie« (z. B. weil sie mit »Therapie« etwas für sie Problemverschärfendes verbinden, weil sie sich nicht als psychisch krank empfinden, ihnen der vermutete Umgang des Therapeuten mit dem Patienten nicht behagt oder sie in anderer Hinsicht »Therapie« als etwas ansehen, was sie ablehnen).

Wenn jemand einen Termin zur »Therapie« ausmachen will, so kann es ebenfalls sein, dass er mit »Therapie« etwas überwiegend Negatives verbindet. Er macht aber vielleicht trotzdem einen Termin mit einem Therapeuten aus, weil er mit seinen eigenen Mitteln nicht mehr weiterweiß, Unterstützung und Hilfe haben will und »Therapie« in Kauf nimmt, quasi in den sauren Apfel »Therapie« beißt, um trotz allem doch Unterstützung bei der Lösung seiner Probleme zu bekommen.

Dem Entschluss, eine »Therapie« zu machen, ist in der Regel viel vorangegangen. Oft haben genervte, überforderte Angehörige, Freunde oder Bekannte lange gedrängt, dass der Anrufer einsehen möge, dass er krank ist und eine Therapie macht. Wenn dieser nun dem Drängen nachgibt und eine Therapie macht, akzeptiert er implizit, dass er psychisch »irgendwie« krank ist, und befürchtet oft – und manchmal zu Recht – unangenehme rechthaberische Bemerkungen wie: »Das habe ich dir ja schon immer gesagt. Das hättest du schon viel früher machen sollen, du wolltest aber nicht hören. Endlich bist du einsichtig geworden …«

Aber auch wenn der Anrufer unabhängig von äußerem Drängen sich irgendwann entschlossen hat, »endlich« eine Therapie zu machen, da er selbst das Problem nicht lösen konnte, so wird die Notwendigkeit des Entschlusses zur Therapie von manchem als Niederlage im Kampf mit sich und/oder dem Leben gewertet, als »seelische Bankrotterklärung«, als Zeichen dafür, dass insgesamt mit ihm etwas nicht stimme, man nur aus Problemen und Unfähigkeiten bestehe, endlich sehen müsse, dass man »gar nichts« auf die Reihe bringen könne und endlich

»alles« anders machen und vor allem sich selbst grundlegend ändern müsse. Dies legt ihm den Schluss nahe, dass man jetzt endlich mal in die Tiefe gehen, die ganze Persönlichkeit verändern und sich sozusagen einer seelischen »Grundreinigung« unterziehen müsse. Mancher hört darüber hinaus noch Stimmen und negative Prophezeiungen wie: »Ich habe dir ja immer gesagt: Das wird noch einmal übel mit dir enden …« Wer mit solchen und trotz solcher Vorstellungen bei einem Therapeuten anruft, ist meist hoch motiviert. Solche Vorstellungen haben aber auch große, weit reichende Nachteile: Probleme werden als mit grundlegenden Eigenschaften der Identität zusammenhängend und generell als *sehr große* Probleme definiert. Große Probleme lassen sich aber meist sehr viel schwerer lösen als kleine. Die Motivation, große Problem anzugehen, ist in der Regel sehr ambivalent, da das Lösen von großen Problemen viel Energie erfordert. Groß ist deswegen in der Regel auch der Widerstand dagegen, große Probleme anzugehen.

Viele Menschen, die einen Therapietermin bei einem kassenzugelassenen Therapeuten ausmachen, empfinden sich aufgrund ihrer Ängste und Panikattacken, ihrer Zwänge, Essstörungen, Depressionen (z. T. mit Suizidabsichten), psychosomatischen oder anderen seelischen Beschwerden als krank. Manche haben Krankschreibungen und Klinikaufenthalte hinter sich. Der Prozess der Pathologisierung ist bei ihnen schon weitgehend abgeschlossen. Für sie ist es akzeptiert und eher positiv besetzt, eine »Therapie« zu machen, da sie sich von »Therapie« eine Gesundung erhoffen.

Vor diesem Hintergrund kann es einen großen Unterschied machen, ob man als Berater bzw. Therapeut dem Anrufer gegenüber den Termin als »Beratung« oder als »Therapie« bezeichnet.

Zusätzlich zu diesen Vorstellungen von sich, seinen Problemen und den Vorstellungen über Therapie sind für den Anrufer oft folgende Fragen im Hintergrund brisant:

- »Werde ich mich ihm anvertrauen können?«
- »Wird er mich in dem, was mich schon so lange quält, verstehen?«
- »Wird sich vielleicht herausstellen, dass es um mich noch viel schlimmer bestellt ist, als ich eigentlich dachte?«
- »Mit welchen unangenehmen Wahrheiten wird er mich konfrontieren und von mir verlangen, dass ich sie akzeptiere?«
- »Was passiert, wenn ich das mal nicht hinkriege, was ich von ihm aufgetragen bekomme?«
- »Wird er mir wirklich helfen können?«

Auch diese Themen werden von manchem als existenziell wichtig erlebt, als etwas, von dem das künftige Leben und das künftige Glück oder Unglück abhängen.

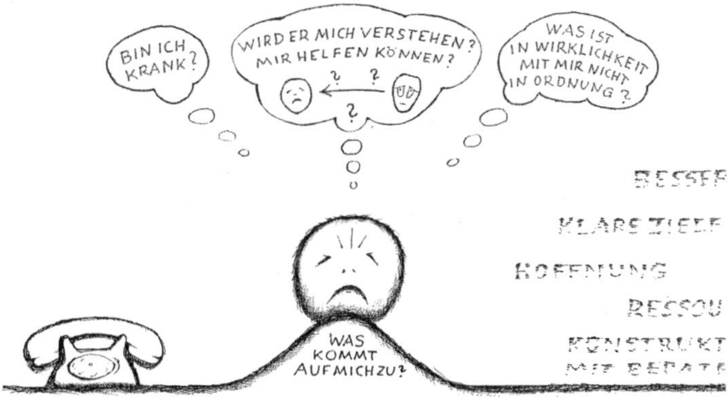

Abb. 2: Der Anrufer vor dem ersten Telefonat

In diesem hoch aufgeladenen Feld greift der Anrufer zum Telefon und will einen Termin mit dem künftigen Berater bzw. Therapeuten ausmachen. In diesem Telefonat erhofft er sich außerdem, zu den oben angeführten wichtigen Fragen und Themen vielleicht schon möglichst viel erfahren zu können – und erreicht meist erst einmal einen Anrufbeantworter.

4. Der Ablauf des ersten Telefonats

Ich werde im folgenden genau beschreiben, wie ich mit jemandem telefoniere, der bei mir anruft, um mit mir einen Termin auszumachen.

Cave: Trotz der vielfältigen bewährten Vorteile dieser Art des Telefonierens sollten Sie diejenigen, die bei Ihnen um einen Termin nachsuchen, nicht genau so informieren oder genauso mit ihnen telefonieren, wie ich es hier beschreibe. Sie sollten meine Formulierungen und meine Empfehlungen schon allein deswegen nicht wörtlich umsetzen, weil Sie anders als ich Beratung und Therapie machen. Ihre therapeutische Orientierung, Ihre Vorgehensweisen und Schwerpunkte erfordern wahrscheinlich eine andere, für Sie und Ihre Arbeitsweise passende Vorbereitung und Vorinformation. Es lohnt sich aber, davon auszugehen, dass das, was Sie *vor* einer Beratung bzw. Therapie sagen, vom Klienten bzw. Patienten als sehr, sehr wichtig, quasi als bare Münze genommen wird. Lassen Sie sich von meinen folgenden Ausführungen dazu anregen, unter diesem Aspekt sich (und, wenn Sie mit anderen zusammenarbeiten, Ihren Kollegen) beim einleitenden Telefonieren und Informieren so genau zuzuhören, wie es viele Ihrer Anrufer tun. Und lassen Sie sich beim Lesen dazu verleiten, eigene, für Sie passende Formulierungen zu finden, die Ihnen helfen, die großen Chancen eines kleinen Telefonats vor dem ersten Gespräch zu nutzen.

4.1 Information einholen: Was kommt auf mich zu?

In der Regel meldet sich ein Anrufer am Telefon mit seinem Namen und bittet um einen Termin für ein Erstgespräch, eine Therapie oder eine Beratung. Als Erstes gilt es dann für mich zu entscheiden: *Kann und will ich dem Anrufer einen Termin geben und ihn als Klient für Beratung oder Therapie annehmen?*

Eines meiner Anliegen ist es, mit dem Telefonat zunächst *mich als Berater und Therapeut zu informieren*, worum es geht und was auf mich zukommt, wenn ich dem Anrufer einen Termin zu einem (Erst-)Gespräch gebe. Ich möchte wissen, was auf mich zukommt. Ich möchte wissen, ob ich jetzt einen Termin mit jemandem haben werde, der die Meinung eines außen stehenden Beraters zu einer anstehenden beruflichen Entscheidung einholen will. Oder werde ich mit jemandem sprechen, der mit mir in den nächsten Jahren seine schwersten Traumatisierungen aufarbeiten und sein in vielen Bereichen quälendes Leben allmählich besser in den Griff bekommen will? Ich möchte innerlich auf das – wie ich finde – so wichtige erste Gespräch möglichst gut vorbereitet sein können. Und ich möchte verhindern, dass jemand seine Hoffnungen auf mich setzt, mir in einer für ihn ersten Sitzung vertrauensvoll sein Herz ausschüttet, und ich dann sagen muss: »Tut mir Leid, für so jemanden wie Sie habe ich derzeit keinen (Therapie-)Platz.« Oder: »Tut mir Leid, für Ihre Schwierigkeiten bin ich nicht der Richtige …« Deswegen entscheide ich im ersten Telefongespräch, ob ich den Anrufer als Klient nehmen kann oder will und hole dazu schon am Telefon die für diese Entscheidung für mich erforderlichen Informationen ein. Wenn ich merke, dass ich den Anrufer nicht als Klienten nehmen kann oder will, bemühe ich mich, einen Kollegen oder eine Kollegin zu empfehlen.

Der Anrufer sagt nach der Begrüßung meist, dass er einen Termin wegen Therapie, Beratung oder Coaching haben will. Ich stelle daraufhin in der Regel folgende Eingangsfrage:

»Könnten Sie mir bitte vielleicht ein Stichwort oder eine Überschrift zu Ihrem Anliegen sagen oder zu Ihrem Ziel, das Sie durch die Zusammenarbeit mit mir erreichen wollen?«

4.1.1 *»Stichwort«, »Überschrift«*

In meiner Eingangsfrage bitte ich um ein *Stichwort* oder um eine *Überschrift*, zu dem Anliegen des Anrufers. Wenn der Anrufer mir auf diese Bitte hin tatsächlich nur ein Stichwort oder eine Überschrift gibt, reicht mir dieses Stichwort oft schon aus, um entscheiden zu können, ob ich den Anrufer als Klienten annehmen kann und will. Wenn ich mehr Informationen brauche, frage ich nach, bis ich genügend Informationen habe, um mich entscheiden zu können. Wenn der Anrufer mir sein Problem oder sein Anliegen zu lange und zu ausführlich schildert, kann ich ihn nach der Bitte um ein Stichwort oder eine Überschrift jederzeit freundlich unterbrechen, indem ich mich bei ihm für seine Ausführlichkeit bedanke, es reiche aber schon, ich hätte ja nur um ein Stichwort oder eine Überschrift gebeten. Danach vereinbare ich dann – je nach Entscheidung – einen Termin oder empfehle einen Kollegen, mit dem Hinweis, dass ich bedaure, das selbst nicht übernehmen zu können.

Ich empfinde es als großen Privileg, dass ich die folgenden Kriterien berücksichtigen und dadurch gute Rahmenbedingungen für gute Arbeit schaffen kann. Meine Hauptkriterien, nach denen ich entscheide, ob ich den Anrufer für Beratung, Therapie oder Coaching annehme, sind:

- Habe ich Zeit? Wenn ja: wann und wie viel?
- Wäre mir der Anrufer mit seinem Problem subjektiv »zu viel«, oder reizt es mich, mit ihm nach Besserungsmöglichkeiten zu suchen?
- Habe ich derzeit schon subjektiv zu viele Klienten mit einem Problem aus der Gruppe der Probleme, derentwegen der Anrufer Termine will?
- Bin ich im Problembereich des Anrufers kompetent? Wenn nicht: Bin ich daran interessiert, meine Kompetenz im Problembereich des Anrufers zu erhöhen? Habe ich auch die dafür erforderlichen freien Kapazitäten (z. B. um zusätzlich

Literatur lesen oder mich von Kollegen beraten lassen zu können, die in diesem Bereich mehr Erfahrung haben)?

- Kenne ich jemanden, der als Berater bzw. Therapeut besser geeignet wäre als ich?
- Könnte der Anrufer zu den Zeiten Termine machen, an denen ich noch Kapazitäten frei habe (z. B. eher vormittags)?

Um diesen Hauptkriterien gerecht werden zu können, frage ich nach, wenn es für meine Entscheidung nötig sein sollte. Eine weitere Entscheidungshilfe bekomme ich oft durch die Antwort auf meine Frage, wie der Anrufer an mich geraten ist; die Antwort auf diese Frage hilft mir oft, mögliche Erwartungen des Anrufers zu verstehen und zu berücksichtigen.

4.1.2 Zielorientierung bereits in der Eingangsfrage vermitteln

Obwohl der Anlass für einen Anruf meist ein Problem ist, wird in der Eingangsfrage

> »Könnten Sie mir bitte vielleicht ein Stichwort oder eine Überschrift zu Ihrem Anliegen sagen oder zu Ihrem Ziel [Ihren Zielen], das [die] Sie durch die Zusammenarbeit mit mir [mit meiner Unterstützung, durch das Gespräch, durch die Termine mit mir] erreichen wollen?«

gleich im ersten Satz die Zielorientierung »rübergebracht«. Diese Zielorientierung wird anschließend (s. Abschnitt 4.5) fortgeführt. Zwar bin ich mit einer geläufigen asiatischen Weisheit der Meinung, dass häufig der Weg das Ziel ist. Im Rahmen von Beratung und Psychotherapie habe ich aber auch oft die Erfahrung gemacht: *Das Ziel ist der Weg*. Wenn jemand weiß, was er will, und seine Ziele geklärt hat, kann das eine sinnvolle Orientierung sein, die sein Suchen und Handeln leitet und Beratung und Psychotherapie sehr erleichtert und verkürzt. Dies wird auch von Ergebnissen von Psychotherapieforschung bestätigt:

»Orlinsky et al. (1994) ... berichten, dass sowohl die Klarheit der Ziele als auch der Konsens zwischen TherapeutIn und KlientIn über die Ziele mit einem positiven Ergebnis verbunden sind« (Hubble, Duncan u. Miller 2001, S. 102–103). Weitere Erläuterungen, welches die Vorteile sind, wenn man eingangs eher nach dem »Anliegen« bzw. »Ziel« als nach dem »Problem« fragt, finden Sie ebenfalls unter 4.5.

4.1.3 Von Anfang an: »Gespräche«, »Termine«, »Beratung«, »Coaching«

In der Eingangsfrage vermeide ich möglichst das Wort »Therapie«. Die Formulierungen »durch die Zusammenarbeit mit mir (mit meiner Unterstützung, durch das Gespräch, durch die Termine mit mir)« implizieren, dass das Verhältnis eines sein wird, in dem man Ziele mit meiner Unterstützung kooperativ erreichen will. Es lässt offen, ob die mögliche spätere Zusammenarbeit als »Therapie« definiert werden wird oder ob es »nur« eine Art von Zusammenarbeit ist, in der ich den anderen darin unterstütze, seine Ziele zu erreichen, was eher einer Zusammenarbeit nach einem Coachingmodell entspräche. Ich will das Anliegen des Anrufers meist eher als eines definieren, das durch »die Zusammenarbeit mit mir«, »die Termine, Gespräche mit mir« oder durch »krisenbedingte Unterstützung«, »so eine Art Coaching« erreicht werden kann und die Nachteile vermeiden, die mit der Definition als »Therapie« verbunden sind (Näheres hierzu unter 4.2.4). Wenn ich beim Telefonat allerdings den Eindruck gewinne, dass jemand sich nach einigem Überlegen bewusst für eine »Therapie« entschieden hat und ihm der Begriff »Therapie« wichtig ist, benutze ich auch das Wort »Therapie«.

4.1.4 Schaffung günstiger Rahmenbedingungen für das Telefonat

Wie schon erwähnt, achte ich darauf, dass ich in meiner Telefonzeit mit meiner ganzen Aufmerksamkeit beim Anrufer sein kann. Der Anrufer kann hingegen während meiner Telefonzeit nicht immer gute Rahmenbedingungen für sich schaffen. Nach der Frage nach einem Stichwort zu dem Anliegen oder angestrebten Ziel bin ich deswegen darauf gefasst, dass der Anrufer »rumdruckst«, weil er nicht frei reden kann, weil er z. B. gerade an seinem Arbeitsplatz in einem Großraumbüro ist. Dafür habe ich Verständnis und mache dann mit ihm einen Termin für ein Telefonat aus, bei dem er mit mir ungestört reden kann. Ich erlebe ich es immer wieder, dass Anrufer extra später zur Arbeit gehen, um mit mir von zu Hause aus konzentriert und ungestört telefonieren zu können. Wenn ich ankündige, dass ich zu diesem Termin von mir aus anrufe, so wird das als besonders entgegenkommend erlebt.

Allerdings kommt es auch vor, dass auf meinem Anrufbeantworter Anrufe sind, in denen ich zur Vereinbarung eines ersten Therapie- oder Beratungsgesprächs um Rückruf auf eine Handy-Nummer gebeten werde. Beim Rückruf auf Handy bin ich besonders darauf gefasst, dass mein Rückruf vielleicht nicht zu einem Zeitpunkt erfolgt, an dem ein sinnvolles und der großen Bedeutung entsprechendes Telefonat möglich ist, und ein besserer Zeitpunkt vereinbart werden sollte. Ich befürchte, dass ich den Anrufer zu einem Zeitpunkt erreiche, wo er z. B. an der Kasse eines Supermarktes steht, unter Zeitdruck die Waren einpackt und bezahlen muss. Deswegen frage ich bei Rückrufen aufs Handy zunächst, wobei ich den Angerufenen möglicherweise gerade störe, und rechne damit, dass wir vielleicht einen anderen Zeitpunkt für das Telefonat ausmachen müssen.

Wenn ein Anrufer einen Termin für einen Angehörigen, Partner, Freund oder Bekannten mit mir ausmachen will, so bitte ich darum, dass der bzw. die Betreffende mich selbst anrufen möge. Auch wenn das als »schwierig« bezeichnet wird, bestehe ich darauf. Die Vorteile, die durch das kurze informierende Telefonat erzielt werden, sind in jedem Fall viel größer als der Aufwand des kurzen Telefonierens. In Ausnahmefällen habe ich schon z. B. mit jemand in den USA telefoniert, der von seinem Partner den Auftrag hatte, für diesen einen Psychotherapietermin für die Zeit nach der Rückkehr nach Deutschland zu vereinbaren. Auf Besonderheiten bei Paargesprächen, in der Kindertherapie und bei Anrufen von Ärzten, Freunden und Bekannten dessen, der ein Problem hat und zu mir kommen soll, gehe ich ein unter 5.5. Warum ich auch für mich auf günstige Rahmenbedingungen für das Telefonat achte, erläutere ich unter 4.2.1.

4.2 Wie man auf die ersten Kurzbeschreibungen des Anliegens reagieren sollte

Anrufer haben mir bei anschließenden Gesprächen immer wieder mitgeteilt, wie wichtig es für sie gewesen sei, dass sie gleich am Telefon gemerkt hätten, dass sie zu mir Vertrauen finden könnten. Ich stelle am Telefon den guten Kontakt her durch meine Reaktion auf die erste grobe Problembeschreibung des Anrufers und dadurch, dass ich ihm möglichst viele für ihn wichtige Informationen gebe, die seine Fragen beantworten und ihm Sicherheit geben.

Wenn der Anrufer sein Anliegen in Stichworten geschildert hat, hört er sehr genau hin, wie man auf diese Kurzbeschreibung reagiert. Denn er will verständlicherweise vorfühlen und wissen, wie gut der Psychologe bzw. Berater bzw. Therapeut ihn versteht, wie gut der »Draht« zu ihm sein wird und ob und wie viel Vertrauen er zu demjenigen haben kann, an den er sich mit seinen oft existenziellen und intimen Anliegen wendet. Nach der Kurzbeschreibung des Anliegens hat man die große Chance, an diesem für den Anrufer so entscheidenden Zeitpunkt:

- ihm Verständnis zu vermitteln
- von Anfang an einen guten Kontakt und eine positive Beziehung herzustellen (sodass der Klient später sagt: »Bei uns hat irgendwie von Anfang an die Chemie gestimmt. Ich habe gleich am Telefon gewusst, dass ich Ihnen vertrauen kann.«[7]
- Ziel- und Lösungsorientierung zu fördern,
- das Problem oder Anliegen so zu definieren, dass man das Problem auch lösen bzw. das Ziel auch erreichen kann
- zu vermitteln, dass eine Besserung in Bezug auf das Problem und das Erreichen der anvisierten Ziele Ergebnis von gemeinsamen Bemühungen, vor allem aber Ergebnis der Bemühungen des Anrufers ist
- Aufnahmefähigkeit, Offenheit und Interesse zu fördern für die anschließenden Informationen zu dem, was dem Berater bzw. Therapeuten im ersten Gespräch wichtig sein wird (s. 4.4).

Wegen dieser großen Chancen sollte man nach der Kurzbeschreibung des Anliegens nicht einfach kommentarlos zur Terminvergabe übergehen.

Wenn der Anrufer sein Anliegen schildert und es nicht gelingt, auf diese ersten Sätze verständnisvoll zu reagieren, so ist der Anrufer damit innerlich sehr beschäftigt (»Der versteht das nicht richtig ... Soll ich ihm jetzt widersprechen? Soll ich das jetzt noch mal zu erläutern versuchen, sonst denkt der vielleicht ... Wird der Berater bzw. Therapeut mich später in den Gesprächen besser verstehen? Werde ich mich ihm anvertrauen können? Ist er der Richtige für mich?«). Diese Gedanken und

7 Im Abschlussgespräch einer sehr erfolgreichen Therapie erschreckte mich einmal eine sehr gottgläubige Patientin damit, dass sie mir eröffnete: »Nach dem ersten Telefonat mit Ihnen wusste ich: Gott hat Sie mir geschickt.«

Befürchtungen beeinträchtigen in erheblichem Maße seine Fähigkeit, die anschließenden wichtigen Informationen aufzunehmen. Berater bzw. Therapeut und Anrufer haben dann einen schlechten Start, der ihre Beziehung u. U. lange belastet.

4.2.1 Verstehen und Verständnis vermitteln

Wenn der Anrufer in Stichworten seine Situation, sein Problem oder sein Anliegen geschildert hat, hat er ein verständliches Bedürfnis – und m. E. auch ein Recht darauf –, eine Reaktion auf seine Schilderung zu bekommen, die ihm hilft einzuschätzen, ob der Berater bzw. Therapeut am anderen Ende der Leitung mit dem, was er ihm geschildert hat, etwas anfangen kann oder nicht. Es ist allerdings nicht immer einfach, nach kurzen Beschreibungen das Wesentliche des Anliegens des Anrufers zu verstehen und ebenso kurz dieses Verständnis auch noch zu vermitteln. Es erfordert:

- dass man sehr genau hinhört
- auch das registriert, was zwischen den Worten mitschwingt
- das Wichtige auf den Punkt bringt und dann
- mit viel Fingerspitzengefühl auch noch den richtigen Ton trifft.

Außerdem gilt es, der noch sehr distanzierten Beziehung entsprechend auf eine im Zweifelsfall eher sachliche Art und Weise kurz und knapp zu signalisieren, dass man die Situation und das Anliegen des Anrufers versteht. Wie man auf stimmige Art und Weise versteht und Verständnis vermitteln kann, lässt sich sehr schwer in allgemeine Leitlinien fassen. In Seminaren, in denen ich mit den Teilnehmern trainiere, auf eine in ein bis zwei Sätzen formulierte Beschreibung eines eigenen Beratungs- oder Therapieanliegens verständnisvoll und stimmig zu reagieren, erstaunt immer wieder, bei welchen Formulierungen der »Anrufer« sich verstanden fühlt und Vertrauen fasst.

Besonders schwierig ist es, auf Schilderungen von sehr gravierenden und belastenden Problemen oder Situationen »richtig« zu reagieren und einen Weg zu finden auf dem schmalen Grat zwischen zu distanzierter Sachlichkeit und zu großer »Betroffenheitsschwere«. Erschwert wird die Herausforderung für den Berater noch dadurch, dass er nur *hören, aber nicht sehen* kann, wie das beim anderen ankommt, was er gesagt hat. Ein Anrufer sagte auf meine Frage nach einem Stichwort für sein Anliegen: »Ich bin seit sechs Monaten arbeitslos, vor drei Monaten hat mich meine Frau verlassen und sich mit meinem besten Freund zusammengetan, und vor vier Wochen habe ich erfahren, dass ich Krebs habe …« Wenn man auf so eine Beschreibung hin einfach kommentarlos einen Termin vorschlägt, ist das eher nicht die ideale Lösung. Aber auch die Formulierung »Da haben Sie aber schwere Belastungen zu tragen …« kommt nicht bei jedem Anrufer gut an. Manchmal kann man in solch heiklen Situationen versuchen, mit Verneinungen von Bagatellisierungen oder sogar »übertriebenen Untertreibungen« dem Bedürfnis sowohl nach Sachlichkeit als auch nach Verständnis für das Ausmaß der Belastung zu entsprechen. Bagatellisierungen verneinend würde man nach einem deutlich hörbaren »Puh …« z. B. sagen: »Das hört sich so an, als ob Sie da in der letzten Zeit mit nicht so ganz einfachen Dingen konfrontiert waren …« Übertrieben untertreibend könnte man nach dem »Puh …« vielleicht in eher ernsthaftem Ton sagen: »Aus dem, was Sie schildern, könnte man vermuten, dass Sie mit einigen *kleineren Veränderungen* in Ihrem Leben zu tun gehabt haben …« und dabei das »kleineren Veränderungen« so betonen, dass deutlich wird, dass das Geschilderte natürlich als große existenzielle Belastung erlebt wurde. Im obigen Fall fügte ich noch hinzu: »Ein Kollege würde zu so etwas wahrscheinlich sagen: ›The shit has hit the fan‹« (Die Scheiße hat den Ventilator getroffen).

Mit der Zielorientierung in der Eingangsfrage und einer erfolgreich kommunizierten verständnisvollen Reaktion auf die erste Kurzbeschreibung des Anliegens des Anrufers legt man nicht nur die Basis für eine buchstäblich von »Anfang an« gute Beziehung. Da der Anrufer beim ersten telefonischen Kontakt in einer äußerst empfänglichen Verfassung ist, lohnt es sich für das erste Telefonat auch, für sich selbst optimale Rahmenbedingungen für eine höchstmögliche Konzentration auf dieses bisweilen schwierige, immer aber so vieles entscheidende Gespräch zu schaffen. Während ich mit einem Anrufer telefoniere, ist für mich alles andere nachrangig. Ich beschäftige mich während meiner telefonischen Sprechzeit nur mit relativ unwichtigem Kleinkram, den ich jederzeit liegen lassen kann. Ich gehe nur ans Telefon, wenn ich größtmögliche Präsenz gewährleisten kann. Dadurch haben es ich und der Anrufer später sehr viel leichter.

4.2.2 An das Verständnis die Ziel- und Lösungsorientierung anschließen – die Ziele des Anrufers verstehen

Auf die Frage, was eine Überschrift oder ein Stichwort zu dem ist, was der Anrufer erreichen will, erhalte ich manchmal sehr »problemlastige« Antworten. Hier kann es sinnvoll sein nachzufragen, welche *Ziele* der Anrufer für eine mögliche Zusammenarbeit hat. Damit signalisiere ich: »Mir sind Ihre Ziele wichtig!« Wie wichtig mir die Ziele des Anrufers sind, kommuniziere ich auch dadurch, dass ich nach dem Vermitteln meines Verständnisses selbst sehr zurückhaltend und tastend eher allgemein gehaltene Ziele formuliere, die ich aus der Beschreibung des Anrufers ableite. Es gilt hier, in wenigen Sätzen Einigkeit darüber herzustellen, welches die allgemein formulierten Ziele des Anrufers sind und in welche Richtung die gemeinsame Arbeit gehen soll. Damit wird eine an den Zielen des Anrufers orientierte Kooperation als Grundlage der späteren Zusammenarbeit und vor allem des (ersten) Gesprächs vorbereitet. Mögliche Kontroversen und Missverständnisse, die sich aus den Vorstellungen des Anrufers zu (Psycho-)Therapie ergeben könnten, bleiben außen vor. Die zielorientierte Formulierung des Anliegens des Anrufers erleichtert es, »Psychotherapie« zu vermeiden und »Gespräche«, »Termine«, »so eine Art Coaching« etc. vorzuschlagen und damit die Nachteile zu vermeiden, die mit einer Definition als »Psychotherapie« verbunden sind. Am ehesten werden diese ziel- und lösungsorientierten Formulierungsvorschläge als verständnisvoll erlebt, wenn sie an dieser Stelle sehr offen und allgemein gehalten sind. Aber auch hier macht der Ton die Musik: Auch in der allgemein gehaltenen Formulierung der Ziele sollte man vorsichtig, eher suchend, fragend und für Korrekturen offen sein. Gleichzeitig sollte »rüberkommen«, dass man davon ausgeht, dass der Anrufer diese Ziele erreichen kann und man absolut entschieden sein will, dazu einen kompetenten, wichtigen Beitrag zu leisten.

Beispiele für verständnisvolle ziel- und lösungsorientierte Reaktionen auf die Kurzbeschreibung des Anliegens des Anrufers

Anrufer klagt über »zu viel Streit« in der Partnerschaft:

- »... sodass Sie Ihre Konflikte konstruktiver klären wollen ...« oder »... sodass Sie dahin kommen wollen, dass Sie mehr Zeiten oder Bereiche haben wollen, in denen Sie sich gut verstehen und schöne Dinge miteinander machen ...«

Anrufer leidet unter Ängsten:

- »... sodass Sie sich unter Menschen und auf öffentlichen Plätzen wohler und sicherer fühlen wollen ...«, »... sodass Sie eine Sicherheit gewinnen wollen, die Sie vor diesen unberechenbaren Panikattacken schützt ...«

Anruferin gibt »Panikattacken« als Stichwort für ihr Anliegen an:

- »... sodass es bei Ihnen sich darum dreht, wie man anders mit diesen Panikattacken umgehen und am besten auch die

Panikbereitschaft senken kann, damit Sie Wege finden, die Grundbefindlichkeit so zu ändern, dass der Stress mit den Panikattacken seltener wird …«

Anrufer schildert »Depressionen …, mein Vater ist vor zwei Jahren gestorben, und ich komme da irgendwie nicht drüber weg«:

- »… sodass Sie Wege finden wollen, besser über den Tod Ihres Vaters hinwegzukommen und das so zu verarbeiten, dass Sie sich vielleicht insgesamt wieder etwas besser fühlen oder wieder aktiver werden und wieder mehr am Leben teilzunehmen, ein bisschen so wie früher, obwohl Ihnen das derzeit noch gar nicht vorstellbar ist …«

Anrufer schildert eine in vielen Bereichen schwierige Lebenssituation:

- »Da sind Sie ja in einer ziemlich besch…eidenen Situation. Ziel wäre also vermutlich, dass Sie da Unterstützung dafür kriegen, dass Sie sich da Schritt für Schritt langsam rausarbeiten können …«

Anruferin erklärt, dass sie vom Freund sitzen gelassen worden sei, weil sie zu blockiert gewesen sei:

- »Bei Trennungen ist zunächst einmal grundsätzlich der andere schuld … Da lassen sich die meisten Menschen sehr verunsichern. Und bei Ihnen dreht es sich jetzt wohl auch darum, dass Sie herausfinden, was ist da dran und welche Wege Sie finden können, diese Blockaden (wenn es sie denn gibt – so locker wie Sie darüber reden können …) durchlässiger oder flexibler zu gestalten …«

Anrufer: »Ich habe Schwierigkeiten mit meiner Freundin, genauer gesagt Exfreundin, das raubt mir jetzt seit Wochen den Schlaf.«

- »… hm, sodass Sie für einen besseren Umgang mit dieser Situation gerne Unterstützung hätten, damit Sie auch wieder schlafen können. Da brauchen Sie also wahrscheinlich nicht so sehr Therapie, sondern einige Gespräche, um mit dieser schlafraubenden Situation besser fertig zu werden.«

Anruferin: »Mir geht's schlecht ... das hängt damit zusammen, dass mein Sohn dabei ist, immer selbstständiger zu werden, und wenn ich allein bin, kann ich gar nichts mit mir anfangen, und dabei hätte ich doch allen Grund, das Erreichte zu genießen. Stattdessen mache ich den Fernseher an und vertrödele das Wochenende ...«

- »... sodass es u. a. darum geht, wie Sie es sich gut gehen lassen können, das Erreichte genießen und sich wohl fühlen können, auch wenn Ihr Sohn dabei ist, immer mehr das Nest zu verlassen ...«

  »Ja, so ungefähr, das spielt da mit hinein ...«

  »Okay, dann bin ich gespannt, was wir morgen da finden und in diese Richtung erreichen werden, das wird ja bis dahin auch noch ein bisschen in Ihnen arbeiten ...«

Anruferin: »Also, ich habe Flugangst, und das hängt mit Kontrolleabgeben und Vertrauen haben zusammen, und da gab es in meiner Vergangenheit Vertrauensbrüche, und die spielen da sicher mit rein ...«

- »... sodass es sich bei Ihnen darum dreht, dass Sie Wege finden, mit den Vertrauensbrüchen aus der Vergangenheit so umzugehen, dass die tatsächlich dann auch Vergangenheit sind und Sie jetzt heute von vergangenen Vertrauensbrüchen weitgehend frei entscheiden können, zu wem und wann und wo und wie viel Vertrauen Sie haben ...«

Anruferin: Ihr war Hypnosetherapie empfohlen worden. Auf die Frage nach ihrem Anliegen schildert sie, dass sie Sängerin sei und seit einer Prüfung, in der sie ungerecht und irrational »niedergemacht« worden sei, Angst vor Vorsingen habe. Dabei habe sie früher gerne gesungen, gut, sie habe immer vor dem

Vorsingen Angst gehabt, aber nach dieser Erfahrung im Herbst sei das so schlimm geworden …

- »… sodass es für Sie wichtig wäre, dass Sie diese schlimme Erfahrung von damals, als Sie in der Prüfung so niedergemacht wurden, dahin bekommen, wo sie auch hingehört, nämlich in die Vergangenheit, so dass sie sich nicht mehr auf Ihr Stimme legt, keine Missstimmung mehr macht, sondern Ihre Stimme frei ist …«

Die Beispiele zeigen, wie man gleich am Anfang den Anrufer auch in seinen Zielen zu verstehen suchen sollte. Da der Anrufer auf die Frage nach seinem »Anliegen« oder danach, »was sein Ziel sei«, oft mit einer Beschreibung eines Problems reagiert, sollte man die daraus abgeleiteten verständnisvollen Zielformulierungen eher allgemein und offen halten (»bessere Wege finden …«, »einige Schritte weiterkommen in Richtung …«), weil sie eher zur Zustimmung führen. Außerdem empfiehlt sich eine vorsichtige und zurückhaltend fragende Form der Formulierung, die es dem Anrufer ermöglicht zu korrigieren, wenn man mit seinem allgemein gehaltenen Zielformulierungsvorschlag danebenliegt. Günstiger ist es natürlich, wenn der Anrufer sich gleich von der ersten Zielformulierung verstanden fühlt und keine größeren Korrekturen nötig sind.

Mit verständnisvollen, offenen Zielformulierungen lässt sich die Problemlastigkeit des Erlebens des Klienten in eine positive Zielrichtung verändern. Ohne die Schwere des Leidens an dem Problem zu bagatellisieren, werden erreichbare Ziele formuliert. Außerdem werden die Ankündigung der Frage nach den Zielen der Zusammenarbeit und die grundsätzliche Zielorientierung der künftigen Gespräche an entscheidender Stelle vorbereitet. Die anschließende Ankündigung, dass man sich im ersten Gespräch sehr für die Antworten auf die Frage nach dem Ziel bzw. Zielen interessieren wird (s. 4.5), bereitet die natürliche Weiterführung in den folgenden Gesprächen vor. Es wird oft auf sehr tiefen Ebenen als Verständnis erlebt, wenn man die Zielrichtung begriffen hat. Das Interesse an den Zielen des Anrufers und das Signalisieren, dass einem diese Ziele sehr wichtig sind und man diese Ziele verstehen will, fördert die Aufgeschlossenheit dem Berater gegenüber und legt den Grundstein für eine gute, kooperative Beziehung zwischen zwei gleichrangig für sich selbst verantwortlichen erwachsenen Menschen.

Es ist die Kunst der kleinen Form, in wenigen Sätzen auf erste Problembeschreibungen so zu reagieren, dass der Anrufer sich verstanden fühlt und eine gute und konstruktive Zusammenarbeit vorbereitet wird. Oft ist es eine *Gratwanderung* zwischen dem *Ernstnehmen und Verstehen* des Leidens unter dem ungelösten und oft unlösbar wirkenden Problem und den *beiläufigen Bemühungen*, durch die Orientierung auf die Ziele das Problem als lösbar zu definieren. Aber es ist auch eine Sache der kommunikativen Übung und des kommunikativen Handwerkszeugs. Eine Hilfe können hier einige *MiniMax-Interventionen* (Prior 2002) sein, vor allem die Interventionen 3 (… sondern?), 6 (statt eines ängstlichen *Hoffentlich nichts Schlimmes* … besser ein *Hoffentlich Gutes* …) und 7 (… noch nicht …)

Je weniger der Anrufer sich nach seiner stichwortartigen Beschreibung seines Problems oder Anliegens und in seinen Zielen verstanden fühlt, umso mehr ist er mit diesen für ihn außerordentlich wichtigen Missverständnissen innerlich beschäftigt und abgelenkt von dem, was der Berater bzw. Therapeut ihm anschließend Wichtiges sagen will.

Je mehr es gelingt, mit der ersten Reaktion auf das Problem oder Anliegen Verständnis »rüberzubringen« und dann auch noch die Ziele des Anrufers mit den eher allgemein gehaltenen Formulierungen zu treffen, desto mehr:

- ist der Anrufer erleichtert
- denkt und fühlt er: »Der versteht mich!«
- wird die Last der Probleme durch die Zielorientierung relativiert

- kann der Anrufer sich anschließend auf das konzentrieren, was der Berater bzw. Therapeut über das sagt, was ihm im ersten Gespräch wichtig sein wird (s. 4.4),
- hat man den Grundstein gelegt dafür, dass der Anrufer später sagen wird: »Bei uns hat die Chemie von Anfang an gestimmt. Das habe ich schon beim ersten Telefonat ganz deutlich wahrgenommen …«

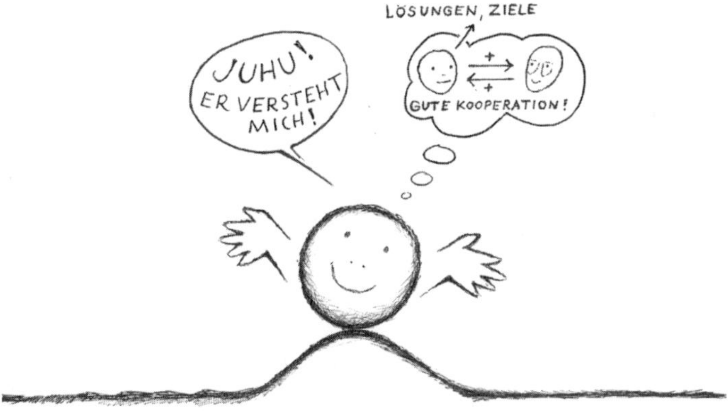

Abb. 3: Der Anrufer nach einer verständnisvollen, Ziele fokussierenden Reaktion auf die stichwortartige Beschreibung seines Anliegens

Die Wirkungen des verständnisvollen, zielorientierten Reagierens auf erste stichwortartige Problembeschreibungen können m. E. nicht überschätzt werden.

Beispiel: Eine Anruferin berichtet auf meine Frage nach einem Stichwort zu ihrem Anliegen oder Ziel, dass sie seit Monaten sehr depressiv sei. Das hänge mit gravierenden Umstrukturierungen bei ihrer Arbeit zusammen, wo in der nächsten Zeit Entscheidungen fallen werden, die auch zur Folge haben können, dass sie ihren Job als Abteilungsleiterin verliert, weil konzernintern eine Konkurrenzabteilung aufgebaut wird. Außerdem sei sie jetzt 44 Jahre alt und habe immer die falschen Entscheidungen in ihrer Partnerwahl getroffen. Und in dieser Hinsicht sei sie ganz verzweifelt, da sich vor einigen Monaten wieder ein Mann von ihr getrennt habe. Sie müsse da unbedingt endlich gucken, was los ist, da spielten wohl auch verschiedene negative Botschaften ihres Vaters eine Rolle. Ich sage übertrieben untertreibend (vgl. S. 48), dass sie da ja in zwei »kleineren periphereren Bereichen des Lebens« derzeit keine ganz leichte Situation habe, und fahre fragend fort, dass das Ziel unserer Arbeit also hauptsächlich sei, dass sie so eine Art Coaching in beruflich sehr unsicheren Zeiten bekomme und mit meiner Unterstützung mal gucke, wie sie bessere Partnerwahlen treffen könne und diese Entscheidungen auch freier von alten Botschaften treffe. Sie sagt, das Berufliche würde sie schon irgendwie hinbekommen, aber für das Problem mit ihren Partnerschaften brauche sie unbedingt professionelle Unterstützung, denn da habe sie es satt, einfach nicht weiterzukommen und immer wieder auf den Bauch zu fallen. Sie habe dafür keine Kraft mehr.

Ich sage, ich müsse überlegen, ob ich das zusätzlich zu meinen jetzigen Verpflichtungen machen könne oder ob ich da eine Kollegin empfehlen wolle und, wenn ja, wen. Ich würde sie am Montagmorgen wieder anrufen. Am Montagmorgen (das erste Telefonat war am Donnerstag gewesen) sage ich ihr, dass ich Termine mit ihr machen könne, und wir finden einen ersten Termin, der uns beiden passt. Ich informiere sie dann darüber, was mir wichtig bei diesem ersten Termin sei (s. Abschnitt 4.4). Als ich ihr sage, dass zwischen dem Telefonat und dem ersten Termin in 70 bis 80 Prozent aller Fälle eine Besserung zu verzeichnen sei, sagt sie: »Das ist ja merkwürdig, was Sie da sagen. Am Wochenende hatte ich nämlich seit sicher zehn bis zwölf Wochen zum ersten Mal keine Depressionen mehr, und es war mir endlich mal wieder etwas besser gegangen.« (Wie man diese spontanen Besserungen nach einem Telefonat wahrscheinlicher macht, ist unter 4.7 beschrieben.)

Die Ziel- und Lösungsorientierung sowohl in der Eingangsfrage (»Könnten Sie mir bitte vielleicht ein Stichwort oder eine Überschrift zu Ihrem Anliegen sagen oder zu Ihrem Ziel?«) als auch in der verständnisvollen zielfokussierenden Reaktion auf das, was man dann vom Anrufer berichtet bekommt, erleichtert es sehr, zu vermeiden, dass »Therapie« vereinbart wird und man sich stattdessen zu »Beratung«, »Gesprächen«, »Terminen«, »so eine Art Coaching für den Umgang mit einer schwierigen Lebenssituation« trifft (Weiteres hierzu unter 4.2.4).

Auch wenn man als Therapeut weiter in der Welt der (Psycho-)Therapie bleiben will, so gilt es doch »(Psycho-)Therapie« als etwas zu erklären, das der Beschreibung des Problems des Patienten angepasst ist. Schon beim Reden über »(Psycho-)Therapie« und »Beratung« ist es notwendig, die Welt und die Ausgangspunkte des Anrufers zu verstehen und seine Sprache zu sprechen. Gerade an diesem wichtigen Punkt sollte man den Anrufer nicht unabhängig von seiner Beschreibung seines Anliegens darüber belehren, was »in Wirklichkeit« das Problem sei. Günstiger ist es, sich als Dienstleister zu begreifen und erkennbar zu machen, dass man an den Zielen seines Kunden orientiert ist.

Forscher haben die klinische Erfahrung bestätigt, dass einen Grund für einen Therapieabbruch »die Uneinigkeit über Ziele und Aufgaben der Therapie darstellt« (Safran et al. 1990, zit. nach Hubble, Duncan u. Miller 2001, S. 158). Hubble, Duncan und Miller (2001, S. 102 f.) berichten außerdem: »Garfield (1994) zitiert Untersuchungen, denen zufolge Personen, die eine Therapie beginnen, weitaus spezifischer formulieren können, welches ihre Probleme sind und was sie erreichen möchten – im Unterschied zu denen, die einen Termin vereinbaren, dann aber nicht erscheinen. Orlinsky et al. (1994) zitieren die Literatur, die sich mit dem therapeutischen Bündnis befasst und berichten, dass sowohl die Klarheit der Ziele als auch der Konsens zwischen TherapeutIn und KlientIn über die Ziele mit einem positiven Ergebnis verbunden sind.«

Wenn Anrufer beim telefonischen Vereinbaren eines Termins den Eindruck bekommen, der Berater bzw. Therapeut verstehe sie nicht und teile ihre Ziele nicht, dann sinkt die Wahrscheinlichkeit, dass sie zum vereinbarten ersten Termin erscheinen. Es ist zu erwarten, dass weitere differenzierte Psychotherapieforschung diese Hypothese bestätigt. Wenn es gelingt, auf die kurze Beschreibung des Anliegens eines Anrufers dessen Ziele verständnisvoll treffend zu formulieren, dann können die positiven Auswirkungen eines solchen zielorientierten Verständnisses kaum hoch genug geschätzt werden.

4.2.3 Beiläufig Stärken des Anrufers oder Ausnahmen vom berichteten Problem identifizieren

Die verständnisvolle Reaktion auf die erste Kurzbeschreibung des Anliegens des Anrufers sollte sich natürlich zunächst auf die Schwierigkeit seiner Situation und sein berichtetes Leiden unter seinen eingeschränkten Möglichkeiten beziehen. Sie sollte aber auch über das Verstehen dessen hinausgehen, wie leidend, möglicherweise verzweifelt und hilflos der Anrufer sich im Augenblick gerade fühlt. Der Berater sollte ein besonders offenes Ohr, einen scharfen Blick und eine hohe Sensibilität für die Ressourcen und Stärken des Anrufers haben. Die Nutzung eines Vergrößerungsglases für Stärken und erfolgreiche Lösungsstrategien des Anrufers sollte man sich auch dann nicht verbieten, wenn der Anrufer meint, im Meer seiner ungelösten Probleme zu ertrinken. Gerade im ersten Telefonat darf man auch Stärken und nützliche Fähigkeiten des Anrufers wahrnehmen, die ihm selbst nicht wichtig oder bewusst sind, und man darf versuchen, die Wahrnehmung dieser Stärken und Fähigkeiten behutsam und beiläufig zu kommunizieren.

Hierfür zwei Beispiele:

> Der Anrufer schildert auf die Frage nach einem Stichwort zu seinem Anliegen oder seinem Ziel: »Ich geh einfach immer zu schnell in die Luft ... Ich bin bei meinen Mitarbeitern ... lass mich zu schnell auf die Palme bringen, und das macht ziemliche Schwierigkeiten ...« Reaktion: »Hm, das kann ich mir ein bisschen vorstellen ... und gleichzeitig brauch ich da – so ruhig und sachlich wie Sie jetzt hier am Telefon wirken –, ehrlich gesagt, etwas Fantasie, um mir vorzustellen, dass und wie Sie zu schnell in die Luft gehen. Aber das ist ja jetzt erst mal nicht so wichtig. Jedenfalls dreht es sich bei Ihnen also wahrscheinlich darum, dass Sie Ihre Ruhe bei manchen Mitarbeitern noch mehr oder länger bewahren wollen (allgemeine Zielorientierung) ...?«
>
> Der Anrufer schildert, dass er voller Ängste sei, die ihm in so vielen Lebensbereichen und im Kontakt mit anderen Menschen das Leben schwer machten. Und er führt ein Beispiel dafür an. Reaktion: »Hm, Ihr Ziel wäre also, dass wir irgendwie diese Ängste positiv beeinflussen, damit Sie ein etwas leichteres Leben haben und im Kontakt mit anderen irgendwie freier werden? ... *(Wie zu mir selbst redend:)* Gleichzeitig fällt mir auf, dass Sie mir gegenüber ja recht frei von der Leber weg sprechen können ... Na ja, jedenfalls wollen Sie von Ihren Ängsten freier werden ...?«

In den obigen Reaktionen werden *beiläufig* Ressourcen oder Ausnahmen vom zunächst geschilderten Problem registriert. Diese beiläufigen Anmerkungen helfen gleich vom allerersten Anfang an, quasi programmatisch die Orientierung der nachfolgenden gemeinsamen Bemühungen vorzubereiten und einen guten Kontakt, eine gute Beziehung auch zu den *Stärken des Anrufers* herzustellen (und nicht nur zu den Schwächen und Problemen). Wenn dieser vollständigere gute Kontakt gut gelingt, fühlt sich der Anrufer besser verstanden, als das der Fall wäre, wenn man nur die problematischen Seiten wahrgenommen und nur ihnen, den »schwachen«, im Gespräch Raum gegeben hätte. Außerdem kann mit beiläufigen oder expliziten Hinweisen auf wahrgenommene Stärken der geheimen »seelischen Bankrotterklärung« entgegengewirkt werden. Weiterhin erleichtert es eine solche beiläufige Bemerkung im Verein mit der von Lösungs- und Zielorientierung geprägten Definition des Anliegens, die Möglichkeit dafür offen zu halten, dass u. U. eine »kleine Lösung« durch »lösungsorientierte Gespräche«, »Unterstützung in einer Krisensituation« oder »so eine Art Coaching für einen Umgang mit schwierigen Situationen« schon ausreichen könnte. Wichtig ist allerdings die Beiläufigkeit, mit der man eine solche Bemerkung macht und die signalisiert: »Ich will nur schon mal andeuten, welches meine ressourcen- und lösungsorientierten Perspektiven sind (und jetzt nicht mit Ihnen diskutieren).«

Eine ausführlichere Orientierung der Aufmerksamkeit auf bereits gelungene Besserungen und Ressourcen kann in seltenen Fällen auch ein unnötiges Therapieanliegen als überflüssig erkennen helfen (Beispiele hierfür im 7. Kapitel ab S. 132).

Stärke Humor: Wenn ich den Eindruck habe, dass der Anrufer Humor hat, frage ich bisweilen mit etwas überzeichnetem Erstaunen nach der Eingangsbitte des Anrufers um einen Termin: »Ja, wie kommen Sie denn da drauf?« Manchmal gelingt es mir, auf diesem Wege zum Ausdruck zu bringen, dass das Therapieanliegen angesichts der zunächst wahrgenommenen und/oder unterstellten Stärken, des Humors und der wahrscheinlich vorhandenen gut funktionierenden Lebensbereiche des Anrufers für mich doch zunächst mal eine absurde Angelegenheit sei. Außerdem erfahre ich nach dieser Frage oft schnell etwas über den Überweisungskontext, der mir viele wichtige Informationen gibt und Fragen erspart. Wenn ich weiß, wer den Anrufer an mich empfohlen hat, kann ich aus diesem Wissen oft Rückschlüsse auf die Erwartungen ziehen, die der Anrufer an mich und die gemeinsame Arbeit hat.

Wenn es darüber hinaus noch gelingt, einen Anlass zu finden oder zu schaffen, der im Telefonat ein herzliches gemeinsames Lachen (*mit* dem Anrufer, auf gar keinen Fall *über* ihn) ermöglicht, hat man für das anschließende Gespräch an einer entscheidenden Stelle auch in Richtung des bei menschlichen Problemen so oft heilsamen Humors zentrale Weichen gestellt.

4.2.4 Von »Therapie« zu »Coaching«, »lösungsorientierten Gesprächen«, »Unterstützung in einer Krise« etc.

Die Definition eines Gesprächstermins als »Therapie« hat zahlreiche Implikationen und weit reichende Konsequenzen. Mancher Anrufer hatte vor dem Anruf lange mit seinen Problemen gekämpft und empfindet es als Niederlage, im Extremfall sogar als »seelische Bankrotterklärung«, dass er nun einen Therapeuten anrufen muss. Manchmal kommt noch hinzu, dass dies als Niederlage gerade denjenigen gegenüber erlebt wird, die immer wieder gesagt hatten: »Du bist doch krank! Du brauchst doch eine Therapie!« Solche Niederlagen werden durch das Reden von »Therapieterminen« implizit besiegelt.

Eine weitere Folge des Redens von »Therapie« ist, dass die Frage der Bezahlung durch die Krankenkassen geklärt werden muss. Dafür müssen wiederum Formulare ausgefüllt und in manchen Fällen Berichte verfasst werden. Dies macht in vielen Fällen pathologiefokussierende Gespräche erforderlich. Diagnosen über psychische Krankheiten oder Störungen müssen gestellt werden. Was für den Therapeuten lästiger Bürokram und Psychodiagnostik ist, kann in der labilen Ausgangssituation zu Beginn einer Beratung bzw. Psychotherapie als eine massiv pathologisierende Intervention erlebt werden. Der Anrufer wird mehr und mehr zum Patienten, der krank ist oder an dem etwas psychisch krank ist.

Auf diesem Hintergrund kann die Umdefinition eines Therapieanliegens in ein Anliegen, dem auch durch »lösungsorientierte Gespräche«, »Beratung«, »Unterstützung in einer schwierigen Situation« o. Ä. entsprochen werden kann, eine der mächtigsten Interventionen sein, die im Rahmen von Beratung und Psychotherapie möglich sind. Sie fördert die Auflösung eines großen Teils von mehr oder weniger geheimen Befürchtungen, dass die Ausgangsbeschwerden nur die Spitze eines Eisbergs von hochproblematischen inneren Dingen seien, die eine sehr umfassende, lang dauernde und schmerzhafte »Therapie« erforderten. Der Anrufer kann sich wieder als jemand erleben, der seinen Blick frei hat für seine Fähigkeiten, Ressourcen und Selbsthilfemöglichkeiten. Aus dem seelisch bankrotten »Patienten« wird wieder jemand, der sich klug dabei helfen lässt, sich – wie er es schon öfter in seinem Leben gemacht hat – an den eigenen Haaren aus dem Sumpf seiner Probleme zu ziehen und selbst gesetzte Ziele zu erreichen. Trotz dieser Leistungen des Anrufers kann er sich stützende Expertengespräche gönnen, um etwas mit weniger Aufwand und Anstrengung zu bessern, was er auch – zwar meist mit größerer Anstrengung – alleine würde »hinkriegen« können.

Alternativen zur Definition als »(Psycho-)Therapie«:

- »(erstes) Gespräch«
- »(erster) Termin«
- »Zusammenarbeit«
- »Beratung«
- »(so etwas wie/eine Art) Coaching im Umgang mit einer schwierigen Situation«
- »sich für das weniger schwere Erreichen des Ziels ... die Unterstützung durch einen externen Experten gönnen«
- »Hilfe zur Selbsthilfe«
- »(zusammen) mit mir ...«
- »Meinung eines außen stehenden Fachmannes einholen«
- »Klärungshilfe«

Wenn man ohne telefonische Vorbereitung zunächst ein pathologiefokussierendes Erstgespräch geführt hat, lässt sich das gemeinsame Unterfangen nur noch schwer anders als »Therapie« definieren. Wenn man hingegen gleich bei der telefonischen Terminvereinbarung beiläufig die Möglichkeit in Betracht zieht, dass für das Erreichen der genannten Ziele angesichts der erkannten Ressourcen und angesichts dessen, was schon erreicht wurde, nicht »Therapie«, sondern *»lösungsorientierte Gespräche«, »Beratung, Unterstützung bei der (noch besseren) Bewältigung einer schwierigen Lebenssituation«, »so eine Art Coaching* für (noch besseren) Umgang mit einer schwierigen Situation« eher sinnvoll seien, bereitet man die mächtige Intervention der Umdefinierung vor, die dann in der ersten Sitzung weitergeführt werden kann. Entscheidend ist natürlich, dass man auch »Therapie« akzeptiert, wenn der Anrufer »Therapie« wünscht und sich dazu entschlossen hat. Eine wohlwollende und zurückhaltende Skepsis, ob bei dem Anliegen des Anrufers »Therapie« nötig sei, darf aber durchaus anklingen und formuliert werden.

Das Vereinbaren von »lösungsorientierten Gesprächen«, »Beratung« o. Ä. hat den weiteren *Vorteil, dass Missverständnisse vermieden werden, die sich aus unterschiedlichen Vorstellungen von Psychotherapie ergeben.* Ein »Patient« hat Vorstellungen von dem, was »Therapie« ist, wie in einer »Therapie« die Beziehung zwischen Therapeut und Patient ist, wie sich der Therapeut möglicherweise verhalten wird und was er als Patient tun oder lassen muss, damit die Therapie erfolgreich sein kann. Bei den »Therapieterminen« wird sich der »Patient« dementsprechend verhalten. Diese Vorstellungen des Anrufers von Therapie unterscheiden sich in vielen wichtigen Punkten oft sehr von den Vorstellungen und Vorgehensweisen der Therapeuten. Meine Vorstellungen von Therapie (siehe Ausgangspositionen bei der Vereinbarung eines Termins) finde ich selten in den Erwartungen meiner Klienten und in ihrem Denken über Therapie wieder. Nach der Vereinbarung von »Therapieterminen« werde ich noch immer und immer wieder von dem überrascht, was mir meine »Patienten« über ihre – aus meiner Sicht abstrusen –Vorstellungen von Therapie anvertrauen.

Wenn es gelungen ist, »Therapie« als »nicht (mehr) nötig« zu definieren, da der Klient schon viele Besserungsschritte allein gehen konnte und als in vielen Bereichen erfolgreich und kompetent erkannt wurde, ist durch den wertschätzenden Kontakt zu den Stärken des Anrufers meist auch eine *intensive positive Beziehung* entstanden.

Strukturen des Vermeidens der Definition als »Psychotherapie«:

1. Pacing, einfühlsames Verstehen des Leidens des Anrufers.
2. Orientierung der Aufmerksamkeit auf zum Anliegen passende, allgemein formulierte Ziele hin (»Sie würden sich also wünschen, dass ... (positive Formulierung)«, »Für Sie wäre es also wahrscheinlich gut, wenn Sie durch die Gespräche mit mir Wege finden könnten, XY (positive Formulierung) zu erreichen ...«).
3. »Es gibt viele Wege zur Erreichung dieser Ziele. ›Psychotherapie‹ kann einer sein. Vielleicht könnten aber angesichts all dessen, was bei Ihnen im Leben einigermaßen gut läuft (ich denke hier daran, dass Sie ... (die wahrgenommenen Ressourcen aufzählen), in Ihrer derzeitigen Krise eher eine lösungsorientierte Beratung sinnvoll sein oder auch mehrere Gespräche, die zum Ziel haben, dass Sie sich aus ihrer schwierigen Situation befreien können, so eine Art Coaching in einer schwierigen Lebenssituation.«

4.2.5 Mögliche Effekte der ersten Reaktionen auf die Kurzbeschreibung des Anliegens

Im Idealfall gelingt es, auf die kurze Beschreibung des Anrufers mit wenigen Sätzen so einzugehen, dass:

- buchstäblich ein »guter Draht« hergestellt wird
- das Problem als eine »schwierige Lebenssituation« definiert wird, für die »Krisenbewältigungsgespräche« sinnvoll sind

oder »Unterstützung in der Bewältigung von etwas, was man auch alleine, nur halt mit größerer Anstrengung irgendwie hinkriegen würde«

- aus einem Therapieanliegen ein anders definiertes Anliegen wird: »Beratung«, »Klärungshilfe«, »Unterstützung«, »(so eine Art) Coaching«, »Meinung eines unabhängigen Experten hören« etc.
- die Normalität des Problems und damit die Normalität des Anrufers betont wird (womit eher keine der in der Regel großen und schwierigen Veränderungen als nötig erachtet werden, die die ganze Person oder die Identität des Anrufers betreffen)
- die Ziel- und Lösungsrichtungen fokussiert werden (im Gegensatz zur Problem- und Symptomfokussierung)
- Zuversicht »rüberkommt«, dass der Anrufer seine Ziele erreichen kann
- Hoffnung auf Erreichen der Ziele gefördert wird
- beiläufig Ressourcen des Anrufers oder Ausnahmen von der geschilderten Problemregel identifiziert und benannt werden
- beim Anrufer ein besseres Gleichgewicht zwischen Problem und Lösung bzw. Ziel bzw. Ressourcen gefördert und
- einmal herzlich gelacht wird.

Selten wird man alle diese Punkte mit den in diesem Rahmen nur sinnvollen wenigen Sätzen verwirklichen können. Man darf sich aber über jeden einzelnen dieser Punkte freuen, den man umsetzen kann. Je mehr das gelingt, umso leichter wird man es in der anschließenden gemeinsamen Arbeit haben. Der Anfang einer guten, vertrauensvollen Beziehung ist gemacht.

Wichtige Elemente der ersten Reaktion auf die Kurzbeschreibung des Anliegens:

1. Verständnis vermitteln (»Pacing«)
2. in offenen und positiven Formulierungen auf Ziele und Lösungen zielen

3. im weiteren Gespräch – wenn möglich – beiläufig Ressourcen des Anrufers anmerken oder im Gespräch beobachtbare Ausnahmen vom berichteten Problem registrieren
4. wenn möglich: erläutern, dass für die genannten Ziele angesichts der im Gespräch registrierten Stärken oder schon gelungenen Besserungen u. U. nicht »Therapie« nötig ist, sondern »lösungsorientierte Gespräche, damit Sie sich an den eigenen Haaren aus dem Sumpf ziehen können«, in Betracht kommen.

4.3 Terminvereinbarung

Beide Seiten wollen nun einen Termin vereinbaren. Hier stellt sich bisweilen heraus, dass der Anrufer nur zu Zeiten Termine mit mir machen kann (z. B. abends ab 19 Uhr), zu denen ich in absehbarer Zeit nicht in dem Ausmaß Termine vereinbaren kann, wie es der Anrufer wünscht. Dann kommt kein Termin zustande, und ich kann allerhöchstens noch überlegen, an wen meiner geschätzten Kollegen ich den Anrufer weiterempfehlen kann.

Wenn die Terminvereinbarung gelungen ist, informiere ich darüber, wie lange dieser Termin dauern wird.

»Für dieses Gespräch werden wir ungefähr ... Minuten Zeit haben.«

Bis hierhin hat der Anrufer mich durch das Telefonat schon ein gutes Stück kennen lernen können. Intensiviert wird dieses gegenseitige Kennenlernen dadurch, dass ich nun Informationen darüber anschließe, die es dem Anrufer ermöglichen, das zu erfahren, was mir im ersten Gespräch wichtig ist (und implizit damit auch, wie ich in wichtigen Punkten über Beratung und Psychotherapie denke und wie ich vorgehen will). Im folgenden Abschnitt erläutere ich, wie ich dem Anrufer durch gezielte Informierung die Möglichkeit gebe, sich auf unser Gespräch innerlich vorzubereiten, und nebenbei in Form von sich selbst erfüllenden Prophezeiungen spontane Besserungen bis zum Gespräch wahrscheinlicher mache.

4.4 Den Anrufer darüber informieren, »was mir im Gespräch am … wichtig sein wird«

Ich habe vom Anrufer auf meine Eingangsfrage hin erfahren, was sein Anliegen ist, und habe damit wichtige Informationen darüber bekommen, wer und was auf mich zukommen wird. Aber auch für den Klienten soll die erste Sitzung kein angstbesetztes Blind Date sein, bei dem er nicht weiß, wer da vor ihm sitzt, ob und wie weit er ihm vertrauen kann, was der Berater bzw. Therapeut von ihm erwartet, was er sich von ihm als seinen Beitrag zu einer Besserung wünscht und welchen Verlauf dieses erste Gespräch nehmen wird. Deswegen will ich nun den Anrufer über das *informieren, was mir im ersten Gespräch wichtig ist*, damit er sich möglichst gut und sinnvoll darauf vorbereiten kann. Ich will ihm quasi eine »Produktinformation Psychotherapie« (Gunther Schmidt) liefern.[8] Ich rede hier aber

8 In den meisten Verkaufsabteilungen von Wirtschaftsunternehmen ist der telefonische Kontakt ein zentraler Bereich, dem mit der größten Selbstverständlichkeit eine große Wichtigkeit beigemessen wird. Entsprechend sind die Literatur und die Trainingsangebote im Bereich »Telefonieren – aber richtig« mittlerweile unübersehbar geworden. Die möglichst umfassende, an den Kundeninteressen orientierte Produktinformation hat dabei einen zentralen Stellenwert.

Im Bereich Therapie und Beratung hingegen ist der telefonische Erstkontakt bisher wenig in seiner Wichtigkeit erkannt worden. Die Dienstleistung »(Psycho-)Therapie« oder »Beratung« wurde bisher meist so verkauft, dass der Kunde Geld für Erstgespräche und Vertrauen vorschießen musste, ohne Informationen darüber zu erhalten, was er wie dazu beitragen kann, damit das Kooperationsprodukt »Psychotherapie« zum gewünschten Ergebnis führt.

davon, was *mir* wichtig sein wird und nicht von Psychotherapie im Allgemeinen. Allgemeine Diskussionen über Psychotherapie möchte ich vermeiden. Mit der im folgenden beschriebenen Information darüber, was mir im ersten Gespräch wichtig ist, beantworte ich gleichzeitig viele unausgesprochene Fragen, die der Anrufer noch bezüglich dieses Termins und der Art der Zusammenarbeit mit mir hat.

Diese Informierung leite ich mit den folgenden Worten ein:

»Sie wollen jetzt wahrscheinlich wissen, was mir in unserem Gespräch am .... wichtig sein wird, damit Sie sich innerlich ein bisschen darauf einstellen können ...«

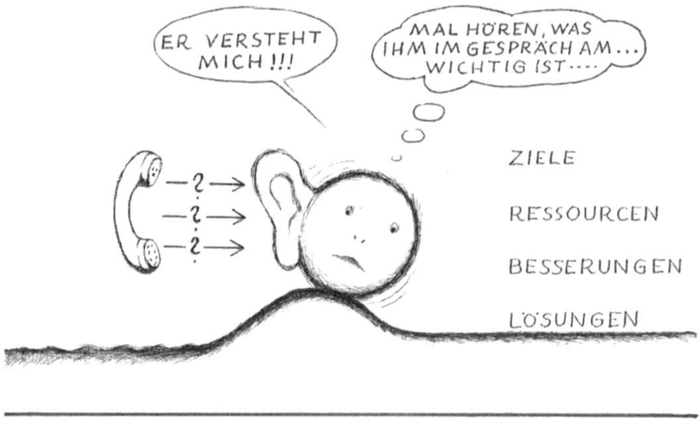
ER VERSTEHT MICH !!!
MAL HÖREN, WAS IHM IM GESPRÄCH AM... WICHTIG IST....
ZIELE
RESSOURCEN
BESSERUNGEN
LÖSUNGEN

Abb. 4: Nach einer verständnisvollen zielorientierenden Reaktion auf die stichwortartige Beschreibung seines Anliegens hat der Anrufer ein großes offenes Ohr

Diese Vermutung wurde bisher immer bestätigt. Eine Kollegin berichtete allerdings, dass sie neulich eine Patientin hatte, die die angebotenen Vorinformationen abgelehnt habe. Ich fragte die Kollegin, wie sie ihr Angebot formuliert habe. Sie antwortete: »Ich habe das so gesagt wie immer: ›Sie wollen jetzt sicher wissen, was im ersten Gespräch passiert und was auf Sie zukommt …‹ Daraufhin hat die Klientin mit ›Nein‹ reagiert. Sie wollte (noch) nicht wissen, was passiert und was auf sie zukommt. Möglicherweise hatte sie Vorstellungen von einer psychotherapeutischen Rosskur, Angst vor dem, was in einer ersten psychotherapeutischen Sitzung alles ›auf den Tisch‹ kommt, oder sie befürchtete eine Konfrontation mit dem, was sie bisher nicht wahrhaben wollte. Und das wollte sie am Telefon noch nicht wissen.« So hat es sich die Kollegin mit dieser Einleitung (»… was auf Sie zukommt …« statt »… was mir wichtig sein wird …«) schwer gemacht, ihre wichtigen Vorinformationen loszuwerden. Besser ist es also zu sagen: »Sie wollen jetzt wahrscheinlich wissen, *was mir in unserem Gespräch am … wichtig sein wird, damit Sie sich innerlich ein bisschen darauf einstellen können …«*

Ich spreche hier neutral von *Gespräch* und nicht von *Erstgespräch.* »Erstgespräch« impliziert eher, dass es noch weitere Gespräche gibt und dass *ein* Gespräch u. U. nicht ausreichen wird. Durch das neutrale Wort »Gespräch« halte ich die wünschenswerte Möglichkeit offen, dass man auch nur zu *einem* Gespräch kommt und in diesem einen Gespräch ausreichende Fortschritte erzielt werden können.

Ich spreche hier auch nicht von einem »Kennenlerngespräch«. Ich werde dem Anrufer gleich am Telefon (s. u.) die Möglichkeit geben, das kennen zu lernen, was mir für unsere künftige gemeinsame Arbeit wichtig ist. Damit habe ich mich ihm auch als Person schon in einem für ihn besonders wichtigen Teil bekannt gemacht. Für viele Anrufer ist es so, als hätten sie mich wie in einem persönlichen Gespräch schon kennen gelernt. Manche haben während des Telefonats eine intensive Vorstellung von dem entwickelt, wie ich aussehe etc. Früher konnte ich das u. a. daran erkennen, dass der Anrufer beim ersten Gespräch sagte: »Ich habe Sie mir irgendwie älter vorgestellt …« (Mit zunehmendem Alter hörte ich diese Rückmeldung immer seltener.) Wenn ich von »Kennenlerngespräch« sprechen würde, wäre der Fokus der Aufmerksamkeit auf dem »Kennenlernen«. Ich möchte den Fokus eher darauf richten, was wir in diesem Gespräch zusammen entwickeln können, was dem Anrufer weiterhilft und Perspektiven auf Besserungen eröffnet.

Weiterhin spreche ich davon, *»was mir in unserem Gespräch am ... wichtig sein wird*, damit Sie sich innerlich ein bisschen darauf einstellen können ...« Ich sage *nicht: »Sie müssen* bis zu unserem Gespräch über Folgendes nachdenken.« Dies würde gleich zu Beginn eine Beziehung etablieren, in der ich Druck mache und definiere, was der Anrufer »muss«. Menschen, die um einen Termin bei einem Berater bzw. Psychotherapeuten nachsuchen, *müssen* meist sowieso schon zu viel und leiden unter zu viel Druck. Da wäre es nicht sinnvoll, noch zusätzliche Anforderungen zu stellen. Und schließlich gilt häufig auch für Beratung und Psychotherapie, was Frieder Nögge, der geniale Clown, formuliert hat: »Druck macht flach.«

Dann fahre ich fort:

> »Natürlich will ich die wichtigsten Fakten wissen zu der Situation, in der Sie sind, damit ich verstehen kann, wovon Sie reden.«

Diesen Satz variiere ich je nach Anrufer. Manchmal sage ich z. B. »Natürlich will ich das Wichtigste von dem wissen, was Sie denken, was ich wissen muss, um für Sie ein guter Berater sein zu können.«

Ich habe durchgängig gute Erfahrungen damit gemacht, wenn Menschen mir erzählen, was sie denken, was ich wissen muss, um für Sie ein guter Berater bzw. Therapeut sein zu können.[9]

9 Wenn Menschen mir anbieten, ihre ganzen ärztlichen Unterlagen mitzubringen, so nehme ich dieses Angebot an. Ich freue mich über das

Dann fahre ich fort:

»Darüber hinaus sind mir in unserem Gespräch am … vor allem Ihre Antworten zu den folgenden drei Fragen wichtig …«

Diese Unterteilung in drei Fragen vereinfacht und erleichtert das Zuhören und Verstehen.

Um zu vermeiden, dass das Telefonat endlos wird, ist es sehr wichtig, dass man nur *ankündigt, dass man diese Fragen in dem Gespräch am … stellen wird.* Andernfalls fängt der Anrufer an, jetzt schon gleich am Telefon Antworten zu diesen Fragen zu geben. Das will man aber in der Regel nicht.

4.5 Ankündigung von Fragen nach Zielen

»Als Erstes werde ich mich in unserem Gespräch besonders für Ihre Ziele interessieren. Mich interessiert, was Sie mit unserem Gespräch (durch die Zusammenarbeit mit mir, durch die Termine mit mir oder – wenn es sich nicht vermeiden lässt – mit der Therapie) erreichen wollen. Ich habe verstanden, dass es irgendwie in Richtung … (Bezug zur Reaktion auf die erste kurze Beschreibung des Anliegens bzw. Ziels, s. 4.2.2) gehen soll. Das wird mich sehr genau auf vielen Ebenen interessieren. Von Ihren Zielen möchte ich mir ein genaues Bild machen, eine genaue Vorstellung bekommen können. Wenn wir also annehmen, dass unsere gemeinsame Arbeit optimal läuft, Sie dadurch irgendwann meine Unterstützung nicht mehr brauchen und sich dann von mir verab-

diesem Angebot zugrunde liegende Vertrauen des Anrufers. Es kann aber durchaus sein, dass ich diesen Unterlagen nicht allzu viel Wichtigkeit beimesse »für das, was wir zusammen erarbeiten wollen«. Vor allem dann, wenn diese Unterlagen vornehmlich die gesammelten Psychopathologisierungen enthalten, bemühe ich mich in der Zusammenarbeit mit dem Klienten, die Dokumentation der Psychopathologisierung hinter uns zu lassen und durch entsprechende Fragen (s. 4.5 *Ankündigung von Fragen nach Zielen*) einen neuen Anfang zu machen.

schieden mit den Worten: ›Vielen Dank Herr Prior, ich brauche Sie nicht mehr, ich bin jetzt da wo ich hin wollte, den Rest kriege ich schon irgendwie geregelt.‹ Wo sind Sie dann? Wie geht es Ihnen dann? Wie sind Sie dann? Wie ist Ihre Lebenssituation? Dazu werde ich viele Fragen stellen, weil ich sicher sein will, dass wir an einem Strang in die gleiche Richtung ziehen. Und das wird Sie bis zu unserem Gespräch am ... möglicherweise auch noch etwas beschäftigen, und es kann auch sein, dass sich da noch was ändert ...«

Wenn der Anrufer daraufhin schon anfängt, von seinen Zielen zu reden, dann sage ich:

»Entschuldigung, hier am Telefon ist das, glaube ich, nicht der richtige Rahmen, ich wollte nur *ankündigen*, dass ich Ihnen dazu in unserem Gespräch am ... viele Fragen stellen werde, weil ich mir genau vorstellen können will, wo Sie hinwollen und was Ihre Ziele sind.«

Bisweilen fragt der Anrufer dann, ob er sich dazu Notizen machen oder seine Gedanken dazu aufschreiben und dann mitbringen darf oder soll. Ich sage daraufhin, dass alles, was er dazu mitbringt, mich sehr interessieren wird, weil ich das gut verstehen will. Wenn der Anrufer nachfragt, erläutere ich meist, dass ich an seinen *positiv formulierten Zielen* interessiert sein werde: »Sie wollen nicht mehr so ... sein. Wie wollen Sie stattdessen sein? Wie wünschen Sie sich, dann zu sein, wenn Sie nicht mehr ... sind? Mich wird sehr interessieren, wie Sie *stattdessen* sein wollen. Und am meisten hilft es mir, wenn Sie mir das in *positiven* Begriffen beschreiben können.«

Diese starke Gewichtung der Ziele des Anrufers und meine Orientierung an diesen Zielen sind ein zentraler Teil meines persönlichen therapeutischen Credos. Darüber hinaus ist die Zielorientierung ein Metatrend, ein gemeinsamer Nenner fast aller Richtungen moderner (Kurzzeit-)Psychotherapie. Wie schon erwähnt, hat Psychotherapieforschung gezeigt, »dass sowohl die Klarheit der Ziele als auch der Konsens zwischen TherapeutIn und KlientIn über die Ziele mit einem positiven Ergebnis verbunden sind«. Mark Twain schrieb: »Nachdem wir unser Ziel aus den Augen verloren hatten, verdoppelten wir unsere Anstrengungen.« Immer seltener wird Psychotherapie oder Beratung nach dieser Devise praktiziert.

Unabhängig von Psychotherapie und Beratung wird in der Geistesgeschichte vieler Kulturen der große Wert von Zielen im Leben gewürdigt. Die Reihe der Zitate, mit denen sich das belegen lässt, fängt bei Seneca sicher nicht an (»Wer den Hafen nicht kennt, in den er segeln will, für den ist kein Wind günstig«) und kann über Abraham Lincoln (»Wer kein Lebensziel hat, verläuft sich«), Rilke (»Blick aufs Ziel ist halber Weg«), Albert Einstein (»Wer ein schönes Leben will, muss ihm ein Ziel geben«) und Christian Morgenstern (»Wer vom Ziel nicht weiß, kann den Weg nicht haben, wird im selben Kreis sein Leben tragen«) fortgesetzt werden. Auch in Sprichwörtern spiegelt sich eine hohe Wertschätzung für Ziele. In die Metapher des Golfspielens übersetzt, ist der erwähnte Satz Senecas zu einer gängigen amerikanischen Volksweisheit geworden: »If you don't know where the hole is, it's going to be a long day on the golf course«, und aus der Frankfurter S-Bahn springt aus einem Plakat ins Auge: »Wer kein Ziel hat, kann auch keins erreichen.« Die Erfahrung setzt sich durch, dass die Ziele eines Menschen nichts Oberflächliches sind, sondern ein Teil dessen, was ihn wesentlich ausmacht. Ödön von Horváth konstatierte lapidar: »Ein Mensch ohne Ziel ist kein Mensch.« Der Dichter Gotthard de Beauclair fasste Ähnliches zu Beginn seines Gedichtbandes *Alles meint Anfang* (1987) unter der Eingangsüberschrift *Zeugenschaft* in folgende Verse:

Wohin einer geht, dort
Sieht er sich wieder.
Auf was unser Wesen,
Auch in Schwachheit noch,
Auch strauchelnd noch,
Hinzielt –

Das macht
Unfehlbar uns aus;
Daran einander
Erkennen wir uns.

In einem Workshop, in dem ich demonstrierte, wie man nach der hier beschriebenen Vorbereitung einer ersten Sitzung einem Gesprächspartner dabei hilft, seine Ziele zu klären, schilderte eine stellvertretende Schulleiterin, dass sie »irgendwie weniger arbeiten« wolle. Nach ca. 40 Minuten, in denen ich immer wieder beharrlich und behutsam nachgefragt hatte, hatte ich (und hatte auch sie) verstanden: Sie wolle auch weiterhin jeden Morgen um 7 Uhr in der Schule anfangen. An einem Tag der Woche will sie um 15 Uhr die Schule verlassen, direkt in ihr Sportstudio gehen und dort ca. eineinhalb Stunden Sport machen. An den anderen Tagen der Woche will sie um 17 Uhr nach Hause gehen, wobei sie künftig ein lustiges Schild an ihre Türe hängen will: »Ich habe bis 15 Uhr immer ein offenes Ohr. Ab 15 Uhr: Vorsicht, Lebensgefahr!« Dieses Schild solle ihr mehr Zeit für ungestörtes Arbeiten schaffen. An zwei bis drei Abenden der Woche will sie ausgehen (Konzert, Theater, Freunde treffen), und an maximal zwei bis drei Tagen im Monat will sie sich erlauben, wie bisher bis abends um zehn Uhr zu arbeiten.

Tief berührt und unter Tränen schilderte sie am Ende des Gesprächs, dass diese Pläne zur Folge hätten, dass sie dann zu Beginn der Sommerferien nicht wie in den vergangen Jahren so erschöpft sein werde (sie hatte in der Vergangenheit im Sommer immer mehrere Wochen zur Regeneration gebraucht), sondern dass sie dann noch Kraft habe, einen richtigen Urlaub zu machen. Sie würde gerne entweder eine Radtour die Donau entlang machen oder nach Thailand fliegen. Und wenn sie um 17 Uhr nach Hause gehe, dann könne sie dort sich ja auch mit ihren Urlaubsplänen befassen, das sei wie das i-Tüpfelchen zu ihrem Glück. Am Ende unseres Gesprächs war sie innerlich sehr bewegt und absolut entschieden, ab dem kommenden Montag dieses Schild an ihre Tür zu hängen und diese Zeiten einzuhalten. Im Brustton entschiedener Überzeugung sagte sie bei jedem einzelnen der oben beschriebenen Zielpunkte: »Das werde ich machen. Das mach ich.« Einmal mehr war es gelungen, das Ziel so zu klären, dass es den Weg wies.

Im Bewusstsein dieser Kultur der Wesentlichkeit von Zielen und aus der täglich sich neu bestätigenden Erfahrung heraus, dass das Klären von Zielen im Rahmen von Beratung und Psychotherapie oft schon die halbe Miete ist und neue, gangbare Wege zu ihrer Verwirklichung weist, kündige ich schon am Telefon mein großes Interesse an den Zielen des Anrufers an.

Effekte dieser Ankündigung der Fragen nach den Zielen

1. Implizit wird mein Verständnis von Beratung und Psychotherapie vermittelt. Bei dem, was wir machen werden, werden die Ziele des Anrufers eine wichtige Rolle spielen.
2. Die Zielorientierung entspricht meinem Denken über Psychotherapie. Nach Zielklärung ist Beratung und Psychotherapie sehr viel leichter.
3. Ich mache mich zu einem sehr frühen Zeitpunkt in meiner Orientierung und in meinen Werten transparent. Das fördert Vertrauen.
4. Mit meiner Frage nach den Zielen des Anrufers und der Wichtigkeit, die ich diesen Zielen beimesse, etabliere ich eine Beziehung zwischen dem Anrufer und mir, in der ich akzeptiere, dass für unsere Zusammenarbeit der Anrufer die Ziele definiert und ich mich als jemand begreife, dessen

Dienstleistung daran orientiert ist, dass ich ihn dabei unterstütze, diese von ihm definierten Ziele zu erreichen.

5. Bis zur ersten Sitzung hat sich der Anrufer wegen meiner Ankündigung und entsprechend meiner beiläufigen Bemerkung (»Und das wird Sie bis zu unserem Gespräch am ... möglicherweise auch noch etwas beschäftigen ...«) in der Regel viele Gedanken gemacht, was er mir auf diese mir wichtigen angekündigten Fragen antworten wird. Im Anrufer »arbeitet« von jetzt an noch mehr die Frage, was er mit mir erreichen will. Die durchdachten Antworten, die ich in der ersten Sitzung dann auf diese meine angekündigte Fragen nach den Zielen für die gemeinsame Zusammenarbeit bekomme, sind für mich außerordentlich wertvoll, nützlich und richtungsweisend. Umgekehrt klagen Kollegen, die die Fragen nach den Zielen nicht ankündigen, dass die Klienten oft etwas unüberlegt rumstottern und vor allem beschreiben können, was sie *nicht* wollen.
6. Oft haben sich bis zum ersten Gespräch der Fokus der Ziele oder die Ziele selbst verändert. Dies ist für den Anrufer nach meiner beiläufigen Bemerkung (»... und es kann auch sein, dass sich da noch was ändert ...«) auch ganz normal. Beispielsweise nannte eine Anruferin am Telefon als Ziel: Sie wolle vor allem ihre psychosomatischen Probleme angehen. In der ersten Sitzung schilderte sie, dass seit unserem Telefonat die Auseinandersetzungen in ihrer Partnerschaft hochgekocht seien und die Klärung ihrer Partnerschaftsbeziehung vorrangig wichtig geworden sei. Sie sei bezüglich ihrer Partnerschaft wie ein Vulkan, den man nicht mehr deckeln könne. Das müsse jetzt angegangen werden, auch wenn es möglicherweise Konsequenzen habe.
7. Wenn ein Mensch einen Therapeuten oder Berater anruft, dann wiegen in den Zeiten dieses Anrufs die Probleme bzw. Symptome in der Regel sehr schwer. Der Anrufer ist tendenziell eher in einem Zustand von Niedergedrücktheit und Hilflosigkeit. Oft weiß er nicht mehr weiter. Er weiß sich nach vielen unbefriedigenden eigenen Besserungs- und Lösungsversuchen nicht anders zu helfen als durch das Anru-

fen eines Beraters bzw. Therapeuten. Dieser Zustand, der durch ein drückendes Übergewicht des Problems oder des Symptoms geprägt ist, wird mit dieser Form des Telefonats verändert. Die Gewichtung der Ziele beim Telefonat sowohl in der Eingangsfrage (»Was wäre denn Ihr Anliegen oder Ihr Ziel, das Sie durch Gespräche mit mir erreichen wollen?«) als auch in der Ankündigung, dass sie mir im ersten Gespräch sehr wichtig sind, bilden ein Gegengewicht zu der Last des Problems. Problem und Ziel sind nach dem Telefonat beim Anrufer mehr im Gleichgewicht.

8. Insgesamt kommt die von mir im Telefonat durch die Zielorientierung angebotene Beziehung den Bedürfnissen und Interessen der meisten Anrufer sehr entgegen. Sie bildet das Fundament für eine intensive, vertrauensvolle und kooperative Beziehung zwischen zwei für sich selbst verantwortlichen Erwachsenen, die ihre Fähigkeiten zu schätzen wissen.
9. Durch die Art und Weise, wie ich nach den Zielen frage, wird mein Zutrauen transportiert, dass ich den Anrufer für fähig halte, sich Ziele zu setzen und diese Ziele auch zu erreichen. Auf indirekte und unwiderstehliche Art und Weise habe ich mein Zutrauen in den Anrufer kommuniziert. Die Hoffnung des Anrufers auf Besserung wird gefördert.

Forschungsergebnisse

Snyder, Scott und Cheavens (2001, S. 195) beschreiben die empirisch belegte Rolle von Hoffnung bei frühzeitiger Besserung. Hoffnung definieren sie als die Art und Weise, »wie Menschen über ihre Ziele denken. Über Ziele denken ist über zwei Komponenten definiert. Erstens, es gibt Gedanken, die Menschen über ihre Fähigkeit haben, ein oder zwei machbare Wege zu ihrem Ziel zu produzieren. Und zweitens, es gibt die Gedanken, die Menschen haben über ihre Fähigkeit, den ausgewählten Weg in Richtung Ziele zu gehen anzufangen und fortzuführen.« – »Forschung hat durchwegs gezeigt, dass ein wesentlicher Teil der Besserung einer KlientIn in den ersten 3–4 Wochen der Behandlung auftritt ...« (ebd., S. 198). Die Autoren haben in einer von zahlreichen empirischen Untersuchungen gestützten Theorie die Hoffnung als Grundlage des gemeinsamen Faktors Placebo und Erwartung beschrieben und erklären damit, dass »56–71 % der Varianz der Gesamtveränderungen einer KlientIn auf die Veränderung zurückzuführen ist, die in frühen Phasen der Behandlung stattfindet. Derart beeindruckende Besserung, die so früh im Behandlungsprozess auftritt, kann kaum das Ergebnis spezifischer Behandlungseffekte sein ... Diesbezüglich haben mehrere ForscherInnen und AutorInnen den Dreh- und Angelpunkt hervorgehoben, den Hoffnung bei der frühzeitigen und späteren Besserung in der Psychotherapie spielt ...« (ebd., S. 199).

Auch wenn man diesen empirischen Belegen nicht traut, so ist nach einem alten chinesischen Sprichwort die Hoffnung doch wie der Zucker im Tee: Auch wenn sie klein ist, versüßt sie alles.

4.6 Ankündigung von Fragen nach bisher versuchten Strategien, um diese Ziele zu erreichen

»Als Zweites werde ich Sie fragen: ›Was haben Sie schon alles getan, um Ihr Ziel zu erreichen? Welche Wege haben Sie schon versucht, um voranzukommen, und mit welchem Erfolg?‹ Da wird es einiges geben, was Sie vorangebracht, und einiges, was eher zu einer Verschlechterung geführt hat, obwohl es eigentlich dazu gedacht war, zu einer Verbesserung zu führen. Auch das interessiert mich, weil ich uns das in unserer Zusammenarbeit ersparen will. Und das, was Sie weitergebracht hat, interessiert mich, weil man das vielleicht noch mehr machen oder systematischer einsetzen kann.«

Spätestens seit der von Paul Watzlawick et al. (1974) in den *Lösungen* vorgelegten Theorie menschlichen Wandels hat sich im

Rahmen von Beratung und Psychotherapie die Frage nach den bisherigen Lösungsversuchen als außerordentlich nützlich erwiesen. Auch für mich ist sie ein Teil dessen, was schnell wesentliche veränderungsrelevante Information darüber erfragen hilft, wie der Klient bzw. Patient das Problem lindern bzw. verschlimmern und damit mehr kontrollieren kann. Darüber hinaus hat das Ankündigen dieser Fragen noch weitere wünschenswerte Effekte auf den Anrufer und unsere künftige gute Beziehung:

1. Das gemeinsame Unterfangen (»Beratung«, »Psychotherapie« die gemeinsamen »Gespräche«) wird durch diese Ankündigung implizit definiert als gemeinsame Suche nach erfolgreichen Wegen des Anrufers zu von ihm definierten Zielen.
2. Der Anrufer wird als jemand erkannt, der schon einiges getan und versucht hat, um Besserungen zu erzielen und bei einigen dieser Versuche auch erfolgreich war. Meine Erfahrung ist, dass die überwiegende Mehrzahl derjenigen, die bei mir anrufen und um einen Termin bitten, die »Talsohle«

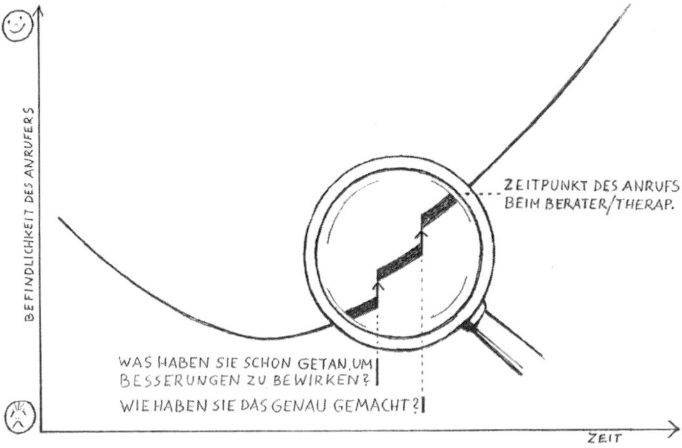

Abb. 5: Die Ankündigung von Fragen nach bisher versuchten Besserungsstrategien

bereits durchschritten haben. Die Ankündigung der Frage nach den bisher versuchten Besserungsstrategien bereitet vor, dass ich die Besserungskompetenz des Anrufers, seine (partiell) erfolgreichen Strategien zur Erreichung seiner Ziele und seinen bisher erzielten Erfolg erkennen und spätestens in der ersten Sitzung würdigen kann.

3. Implizit wird die Erwartung signalisiert, dass der Anrufer auch in der Zusammenarbeit mit mir *aktiv* sein wird.
4. Nach vielen erfolglosen Besserungsversuchen haben Anrufer häufig folgende Erwartung und Einstellung gegenüber Beratung und Psychotherapie: »Ich weiß nicht mehr weiter. Mit mir muss etwas (Grundlegendes) nicht in Ordnung sein. Jetzt unterziehe ich mich einer Therapie, einer psychotherapeutischen (Ross-)Kur, in der der Behandler mich heilt, alles wieder in Ordnung bringt und zurechtrückt.« Diese Erwartung und Einstellung, mit der der Anrufer sich als lösungs*in*kompetent und eher passiv definiert (eben als leidender »Patient«, der vom »Therapeuten« geheilt wird), ist für die meisten Beratungsformen nicht günstig. Die meisten Berater und Therapeuten definieren ihre Rolle mehr als »Hilfe zur Selbsthilfe« des Klienten, was eine aktivere Rolle des Klienten voraussetzt. Durch die Ankündigung der Frage nach bisher versuchten Besserungsstrategien wird implizit das gemeinsame Unterfangen als »Hilfe zur Selbsthilfe« definiert und die Erwartung des Anrufers mehr in Übereinstimmung gebracht mit den Konzepten des Beraters bzw. Therapeuten.
5. Anrufer kommen auf der Suche nach Lösungen oft zu der Vermutung, dass mit ihnen als Mensch etwas nicht stimme und sie sich »insgesamt«, in ihrer gesamten Identität, verändern müssten. Dieser Verdacht wird oft von wichtigen Personen des sozialen Umfeldes (Problempartnern, Freunden, Verwandten etc.) nach ihren vergeblichen Hilfsbemühungen genährt durch wohlgemeinte Ratschläge wie: »Du musst mal eine Therapie machen!« Dies (miss)versteht der Angesprochene als »Mit mir ist etwas nicht in Ordnung«. Mit diesem Verständnis werden Besserung und Lösung an

Veränderungen im Bereich Identität gekoppelt. In der Tat können für manche Ziele und Probleme Veränderungen auf der Ebene der Identität nötig und sinnvoll sein. Solche Veränderungen werden von Klienten eher als große und umfassende Veränderungen erlebt, die eher auch einen größeren Zeitraum und intensivere Unterstützung erfordern. Änderungen auf der Ebene der Identität stehen die meisten Menschen besonders ambivalent gegenüber. Lieber will man zunächst einmal so bleiben, wie man ist. Durch die Fragen nach den Zielen und den bisher versuchten Besserungsstrategien wird offen gelassen, auf welcher Ebene die künftigen Änderungen stattfinden werden. Tendenziell wird gegenüber der Ebene der Identität die Ebene der Strategien, Verhaltens- und Denkweisen bevorzugt. Damit wird die Tür offen gehalten für die Möglichkeit, dass der Anrufer »als Mensch« in seiner Persönlichkeit und Identität in Ordnung ist und er »nur« bessere Wege und Strategien benötigt, um seine Ziele zu erreichen. Dies erleichtert eine wertschätzende Einstellung des Beraters bzw. Therapeuten gegenüber dem Anrufer in dessen Persönlichkeit und Identität. Veränderungen, die auf der Ebene der Strategien, Verhaltens- und Denkweisen stattfinden, werden von Klienten eher als kleinere und leichter machbare Veränderungen erlebt, die sie sich eher zutrauen, für die sie eindeutiger motiviert sind und die einen geringeren Beratungs- und Zeitaufwand erfordern.[10]

10 Zur Rekrutierung von Langzeitklienten bzw. Langzeitpatienten empfiehlt es sich, Probleme von Anfang an als Identitätsprobleme zu definieren. Das erste Telefonat ist der Ort und der Zeitpunkt, an dem das mit der größtmöglichen Effektivität bewerkstelligt werden kann. Zur Definition eines Identitätsproblems (und damit zur Eingrenzung von Lösungsmöglichkeiten auf Identitätsveränderungen) kann während des ersten Telefonates z. B. mit nahezu unwiderstehlicher Wirkung die verständnisvolle beiläufige Bemerkung beitragen: »... sodass Sie da was grundlegend an sich verändern wollen ...« Eine konzentrierte Darstellung weiterer Strategien, die besonders erfolgreich darin sind, die Therapie möglichst in die Länge zu ziehen, hat Haley (1990) erarbeitet.

4.7 Ankündigung von (Fragen nach) Besserungen bis zum Gespräch

»Und als Drittes wird mich interessieren, was sich zwischen unserem heutigen Telefonat und unserem Gespräch am … möglicherweise schon in Richtung Ihrer Ziele oder sonst wie Gutes getan hat. Der Hintergrund dafür ist, dass Forscher festgestellt haben, dass über 70 Prozent der Menschen, die einen Beratungs- oder Therapietermin ausmachen, zwischen diesem Telefonat und dem vereinbarten Termin in irgendeiner Hinsicht eine Besserung verzeichnen können. Das kann eine kleine, auf den ersten Blick unscheinbare Besserung sein, das kann aber auch eine bedeutendere Besserung sein. Wie man sich das erklären kann, weiß man noch nicht genau, da kann mit reinspielen, dass man sich vorstellt, wie der Herr Prior mit einem das Problem angehen und lösen wird und man dadurch auf neue Gedanken kommt oder einfach etwas anders macht. Das kann aber auch daher kommen, dass man durch das Ausmachen des Termins noch entschiedener ist, das Problem zu lösen. Wie auch immer sich das erklären lässt – entscheidend ist, dass es diese Besserung so oft gibt. Wenn das jetzt bei Ihnen auch so ist, dass Sie bis zu unserem Termin am … eine Besserung in irgendeiner Hinsicht bemerken, dann möchte ich Sie bitten, darauf zu achten. Denn ich werde mich dafür interessieren und Sie danach fragen, denn das ist möglicherweise etwas, worauf wir weiter aufbauen und was wir weiter ausbauen können.«

Wenn man Besserungen auf diese Art und Weise ankündigt, kommt es immer wieder vor, dass Anrufer gleich Besserungen schildern, die schon *vor* dem Anruf eingetreten sind: Eine Anruferin gab als Anliegen u. a. die Linderung nächtlicher Ängste an, die zu starken Schlafstörungen führten. Als ich mit den obigen Worten meine Fragen nach Besserungen bis zur ersten Sitzung ankündigte, berichtete sie mit erkennendem Erstaunen davon, dass sie von einer Freundin meine Telefonnummer be-

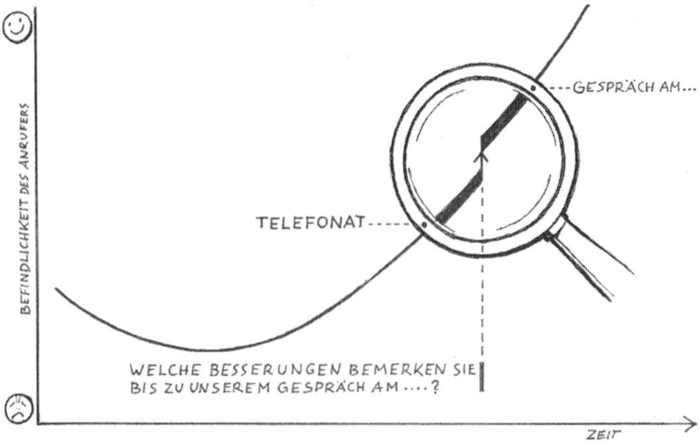

Abb. 6: Die Ankündigung der Frage nach Besserungen bis zum Gespräch

kommen und in dieser Nacht seit Jahren erstmals wieder tief und fest durchgeschlafen hatte.

Ich habe in den letzten Jahren alle, die mit mir einen Termin ausgemacht haben, im Telefonat mit ungefähr den oben wiedergegebenen Worten auf mögliche Besserungen zwischen dem Telefonat und der ersten Sitzung aufmerksam gemacht und Fragen danach angekündigt. Obwohl ich darüber hinaus leider keine weiter gehende systematische Forschung zu den Antworten auf die Frage nach Verbesserungen treiben konnte, so habe ich doch von mindesten 95 % aller meiner Klienten Besserungen in die erwünschte Richtung berichtet bekommen. Die zahlreichen Kollegen, die mittlerweile auf die hier empfohlene Art und Weise auf Besserungen bis zur ersten Sitzung vorbereiten, bestätigen diese guten Erfahrungen. Ich will im folgenden einige *Beispiele* aus meiner Praxis anführen.

Die auf Seite 55 erwähnte Managerin, die nach dem Zerbrechen einer Partnerschaft und Zeiten schwerer Depression einen Termin mit mir ausmacht, berichtet in der ersten Sitzung, dass sie wieder angefangen habe, Tennis zu spielen, ab und zu (mit steigender Tendenz) auch mal wieder golfen gehe und – sie sei ja »Vertrieblerin« – bezüglich einer neuen Partnerschaft dabei sei, alle »Vertriebskanäle« für eine neue, bessere Partnerschaft zu öffnen.

Eine Physiotherapeutin und Mutter zweier kleiner Kinder hatte »den Mut gefasst« und den »Riesenschritt gewagt« (so später ihre Worte), mir auf den Anrufbeantworter zu sprechen und um einen Rückruf wegen eines Termins zu bitten. Beim Telefonat sagt sie auf meine Frage nach einem Stichwort zu ihrem Anliegen oder Ziel, dass ihr Vater eine sehr tyrannische und früher oft auch grobe und gewalttätige Person gewesen sei. Sie habe jetzt das Ziel, mehr auf eigenen Füßen stehen und sich mehr und besser ausdrücken zu können. Zwei Wochen später thematisieren wir in der ersten Sitzung vornehmlich die vielfältigen Veränderungen, die sie seit unserem Telefonat registriert: Ihr tyrannischer Vater sei als Berater tätig gewesen, und sie hatte sich früher immer gesagt: »Nie begebe ich mich in so eine Beratungssituation.« Dass sie das jetzt doch geschafft habe, sei ein Zeichen eines für sie sehr außergewöhnlichen Mutes. Mutig sei das auch noch in einer anderen Hinsicht gewesen: Ihr sei nämlich klar geworden, was sie befürchte, wenn sie sich aus der sehr engen Beziehung mit ihrer Mutter löse, mit der sie in einer Art »Dauergesprächsbeziehung« sei. Früher (bis zu ihrem 20. Lebensjahr) hätte das bedeutet, dass ihre Mutter bei diesem gewalttätigen Vater nicht würde überleben können, wenn sie sie nicht beschützte. Darüber hinaus habe sie Angst davor, nicht mehr geliebt zu werden, wenn sie sich auf ihre eigenen Füße stelle. Seit dem Telefonat habe sich da allerdings viel verändert. Der Bruder, der in Afrika lebe, sei ganz unruhig geworden, obwohl der ja nun wirklich weit weg sei. Ihre Eltern seien sehr »zart« mit ihr umgegangen und nähmen sich außerordentlich zurück. Sogar ihr Vater sei fast zurückhaltend gewesen, was sonst nun wirklich überhaupt nicht seine Art sei. Sie habe zu ihrer großen Überraschung gemerkt, dass sie anders als ihre Mutter sei und auch anders sein wolle. Seit dem Telefonat habe sie nicht nur gedanklich, sondern auch gefühlsmäßig einen Zugang zu dem bekommen, wie sie in Wirklichkeit sei und wie sie sein wolle. Sie habe das in den letzten zwei Wochen vor allem gemerkt an ihrer neuen, ganz eigenen Art, zu arbeiten, und daran, wie sie mit ihren Patienten ganz anders als ihre Mutter umgehe. Sie beschreibt das dann im Einzelnen mit suchenden Worten.

Ein Unternehmensberater ruft an und schildert auf meine Frage nach einem Stichwort zu seinem Anliegen oder Ziel: Er spüre einen Fluch seines Vaters: »Du schaffst es ja doch nicht!« Außerdem habe seine Mutter zugegeben, dass sie ihn – anders als seine drei Geschwister – nie wirklich geliebt habe. Nach dem Telefonat kommen bis zum Gespräch insgesamt drei E-Mails mit Gedichten. »Irgendwie sprudelt es, die Gefühle sortieren sich, sie suchen Wege und finden sie in Form von Gedichten …« – »Hier die Abschrift eines Gedichtes, das wie ein seelischer Befreiungsschlag wirkte und mir ein fast nicht enden wollendes Wohlfühllachen bescherte …«

Eine Frau ruft an und sagt auf meine Frage nach einem Stichwort zu ihrem Anliegen oder Ziel: »Männer. Loslassen.« Sie erläutert, dass sie bisher nur schlechte Erfahrungen mit Männern gemacht habe. Jetzt sei sie nach vielen Jahren unbefriedigender Beziehung mit einem Vorgesetzten, der auch noch verheiratet gewesen sei, von diesem verlassen worden, weil er sich neu verliebt habe. Im ersten Gespräch schildert sie, was sich seit dem Telefonat getan hat: Nachdem sie zunächst mit niemandem über ihr Verlassenwordensein geredet habe, habe sie mit ihrem 17-jährigen Sohn offen über ihre Situation gesprochen. Der habe gesagt: »Mama, das hast du ja sowieso die ganze Zeit auf dich zukommen sehen. Was macht dir das jetzt so viel aus?« Sie habe außerdem mit ihrer Schwester darüber geredet, die Zuversicht äußerte, dass sie schon bald wieder jemanden finden werde. Dann schildert sie drei Träume, die sie in den letzten Tagen gehabt hat. Und sie führt aus, was ihr die Träume ihrer Meinung nach gesagt haben, wie sie die Erfahrung des »Nun-wieder-verlassen-worden-Seins« verarbeiten solle. Und als Letztes beschreibt sie mit leuchtenden Augen, wie sie sich ihren Expartner als Rumpelstilzchen vorstellt, das in einem Urwald um ein Feuer tanzt und – als das Feuer langsam ausgeht – von den bösen Tieren überfallen wird, die aus dem Dunkel des Waldes kommen.

Ein Mann ruft an und bittet um einen Termin für ein Coaching bezüglich seiner derzeitigen Lebens- und vor allem seiner Beziehungssituation. Er sei vor allem mit der Partnerschaft mit seiner Frau unzufrieden und würde gerne ein klareres Bild bekommen, wie er sich beruflich und bezüglich seiner Partnerschaft weiter orientieren wolle. Ich informiere ihn darüber, dass und warum ich mich im Gespräch vor allem interessieren würde für seine Ziele, für seine bisher versuchten Strategien, diese Ziele zu erreichen, und für die Besserungen, die sich wahrscheinlich zwischen unserem jetzigen Telefonat und dem Gespräch in ca. drei Wochen ergeben hätten. Am Ende verabschiedet er sich mit der Bemerkung, dass unser Telefonat schon zu wirken beginne. Im Gespräch schildert er, dass er beruflich – in einer höheren Beamtenposition – recht erfolgreich sei, ohne dass er sich dafür übermäßig habe engagieren müssen. Wenn er aber jetzt noch etwas Neues oder richtig engagiert Karriere machen wolle, müsse er das mit großem Einsatz tun. Seit über 20 Jahren sei er verheiratet mit einer Frau, die damals die »zweite Wahl« gewesen sei, da aus der Beziehung mit seiner »großen Liebe« nichts geworden sei. Mit seiner Frau habe er einen 19-jährigen Sohn, der sich gut entwickelt habe und jetzt vor dem Abitur stehe. Ohne dass es größere Spannungen mit seiner Frau gebe, habe es ihm doch sehr zu denken gegeben, dass er seine Frau während ihres mehrmonatigen Auslandsaufenthalts gar nicht vermisst, sondern sich vielmehr ausgesprochen wohl gefühlt habe und jetzt, wo sie zurück sei, sie eher als störend empfinde. Er schildert, dass er seit unserem Telefonat erstmals, quasi »egoistisch« von seiner eigenen Unzufriedenheit ausgehend (sonst habe *sie* immer ihre Unzufriedenheit artikuliert und sich für Klärungsgespräche engagiert), eine lange Liste erstellt habe über das, was für ihn in der Beziehung mit ihr unbefriedigend sei, und sich mit ihr auf seine Initiative hin zu einer Art »runder Tisch« zusammengesetzt habe, um diese Dinge zu besprechen. In diesem Rahmen habe er ihr auch erstmals von seiner früheren großen Liebe erzählt, was sie natürlich nicht gerne gehört, sie aber u. U. gleichzeitig doch vielleicht ein bisschen erleichtert habe, da sie so etwas womöglich immer gespürt, aber nie wirklich bestätigt bekommen habe. Früher habe er solche Gespräche aus Angst immer vermieden, jetzt sei Wichtiges zunächst mal ausgetauscht, das sei sehr erleichternd und habe zu einer größeren Klarheit geführt.

Die weiteren Termine mit allen diesen Klienten verliefen nach dem Motto: Die Welle der Besserung reiten.

Wer profitiert eher nicht von den suggerierten Besserungen?

Hier einige Beispiele:

Eine Klientin schildert im ersten Gespräch, dass sie meine Frage bei unserem Telefonat sehr wohl gehört und auch darauf geachtet habe, was sich seither eventuell gebessert habe oder bessern würde. Sie habe allerdings nichts entdecken können. Im Gegenteil, alles sei auffällig so geblieben wie bisher. Sie habe schon so viele Therapien gemacht. Und jedes Mal, wenn sie sich zu einer neuen Therapie entschieden habe, habe es vor Beginn der Termine so ein Strohfeuer von Besserung gegeben, das aber dann sehr schnell erkaltet sei und einer anschließenden noch größeren Entmutigung Platz gemacht habe. Es sei geradezu auffällig, dass sie dieses Mal gar nichts in dieser Hinsicht habe beobachten können.

Eine Anruferin mit einem schweren Angstsyndrom hatte mich am Tag ihres Abflugs in den zweiwöchigen Ägyptenurlaub (ihr erster Urlaub außerhalb Europas: eine Woche Kairo, eine Woche Rotes Meer) angerufen. Nach dem Anruf sei sie kurzfristig sehr erleichtert gewesen, da sie etwas Wichtiges losgeworden sei. Am Abend kam dann die Nachricht über einen Bombenanschlag auf ein Hotel in Kairo. Bei der Einreise seien die Zollbeamten so kritisch und unfreundlich gewesen, dass sie und ihr Freund Sorgen hatten, ob sie bei einer eventuell eskalierenden Situation würden wieder ausreisen können. Die maschinengewehrbewehrten Polizisten an jeder Straßenecke hätten auch nicht zu einem Gefühl von Sicherheit beigetragen. Es seien zwei ziemliche Horrorwochen gewesen, von Besserung könne keine Rede sein.

Ein weiterer Patient, der keine Besserungen registrieren konnte, litt unter einem schweren chronischen Schmerzsyndrom nach Herpes zoster.

Bei den ca. 5 % meiner Klienten ohne Besserung bis zur ersten Sitzung handelt es sich nach meinem Eindruck meist um Menschen mit einer langen, chronifizierten Leidensgeschichte und vielen vergeblichen Therapieversuchen. Ich vermute, dass mit zunehmender Chronifizierung und vor allem mit wachsender Anzahl von Misserfolgen von und mit Vorbehandlern die Besserungsrate sinkt, die mit guter Vorbereitung der Fragen nach Besserungen vor der ersten Sitzung erzielt werden kann. Den größten Effekt kann man m. E. bei und mit Anrufern erzielen, die wegen des präsentierten Problems erstmalig um Unterstützung nachsuchen. Es wäre sehr wünschenswert, wenn differenzierter empirisch erforscht würde, in welchem Ausmaß Besserungen vor der ersten Sitzung (*Pre-Treatment Change*; vgl. Lawson 1994; de Shazer 1994) durch Vorinformationen oder Suggestionen wahrscheinlicher gemacht werden können.

Welches sind die Forschungsergebnisse, auf die in der Ankündigung (»… dass die Forschung festgestellt hat …«) Bezug genommen wird?

Steve de Shazer und Mitarbeiter (1987) befragten 30 Familien, die in einer ländlichen Jugend- und Familienberatungsstelle um Behandlung nachsuchten (in der Regel kamen ein Elternteil und der bzw. die Jugendliche), nach positiven Veränderungen, die ihnen zwischen dem Telefonat, bei dem der Termin ausgemacht wurde, und dem ersten Termin aufgefallen seien. In 20 Fällen konnten gleich zu Beginn Besserungen bezüglich des Ausgangsproblems festgestellt werden. In den anderen zehn wurde zwar anfänglich berichtet, dass keine Unterschiede zwischen dem Telefonat und der ersten Sitzung beobachtet werden konnten. Im Lauf der Sitzung wurde aber häufig von diesen Klienten von positiven Veränderungen seit dem Telefonat berichtet. De Shazer und Mitarbeiter diskutieren mögliche Erklärungen für diese Veränderungen vor der Behandlung und kommen zu dem Schluss, dass es sinnvoll ist, diese Veränderung zu erfragen, ernst zu nehmen und sich danach zu erkundigen, was die Klienten brauchen, um diese Veränderungen aufrechtzuerhalten und zu stabilisieren. »Als wir den Gedanken der Veränderung vor der Behandlung *[Pre-Treatment Change]* mit Kollegen unterschiedlicher theoretischer Richtungen diskutierten, stimmte die große Mehrheit zu, dass sie solche Veränderungen in der Arbeit mit ihren Klienten beobachtet haben. Man muss kein Kurzzeittherapeut oder Familientherapeut sein, um diese lösungsorientierte Technik in seine Praxis zu integrieren« (ebd., p. 363; Übersetzung: M. P.).

David Lawson (1994) befragte mit den gleichen Fragen wie de Shazer und seine Kollegen alle 86 Klienten, die in einem Zeitraum von drei Monaten in einem Ehe- und Familienberatungszentrum einen Termin ausgemacht haben. Die Befragten hatten einen überwiegend eher niedrigen sozioökonomischen Status und waren teilweise überwiesen worden. »Ungefähr 25 % der präsentierten Probleme waren Eheprobleme, 35 % waren Erziehungsprobleme, die restlichen 40 % waren persönliche Probleme wie Depression, Angst, Berufswahlprobleme, Drogenmissbrauch und Verlusterfahrungen« (ebd., p. 245; Übersetzung: M. P.). Von den 82 Klienten, die verwertbare Antworten gaben, berichteten 49 (59,76 %) von Veränderungen bezüglich des präsentierten Problems in die erwünschte Richtung. »Alle 49 präsentierten sehr spezifische Veränderungen, wie z. B. dass Kinder oder der Ehepartner Verantwortung in häuslichen Dingen übernahmen, Ehepartner direkter darüber sprachen, wie man das Problem lösen könne, Ehepartner und Kinder mehr physische Zuneigung zeigten und weniger schwere depressive Gedanken auftraten« (ebd., p. 246; Übersetzung: M. P.).

In einer Metaanalyse von 15 Untersuchungen mit insgesamt 2431 Patienten kommen Howard und Mitarbeiter (1986, p. 163) zu dem Schluss, »dass ca. 15 % der Patienten messbare Verbesserungen fühlen oder zeigen, bevor sie in die erste Sitzung kommen« (Übersetzung: M. P.).

Diese Untersuchungen messen nur die Verbesserungen, die berichtet werden, wenn man die Klienten in der ersten Sitzung vergleichsweise unvermittelt nach Verbesserungen fragt, ohne diese Frage angekündigt oder die Besserungen gar mit Forschungsergebnissen motiviert bzw. suggeriert zu haben.

Wie lassen sich die positiven Veränderungen bis zur ersten Sitzung erklären?

Neben Gunther Schmidts Erklärung, dass Erleben und daraus resultierendes Verhalten ganz entscheidend von der Fokussierung der Aufmerksamkeit bestimmt wird (siehe S. 149 in diesem Buch) möchte ich hier vier weitere Modelle anführen:

1. *Theorie der Selbstorganisation*
   Die meisten Anrufer sind bei dem Anruf in einem Zustand großer Labilität, vergleichbar mit dem Zustand einer Kugel auf einem runden Hügel. Eine Kugel in einem solchen Zustand benötigt nur einen geringen Impuls, um in eine der möglichen Richtungen bewegt zu werden. Dieser Impuls wird durch die Ankündigung der Frage nach den Besserungen bis zur ersten Sitzung gegeben.

2. *Sich selbst erfüllende Prophezeiung*
   »Häufig ist die Prophezeiung die Hauptursache für das prophezeite Ereignis«, erkannte schon im 17. Jahrhundert der englische Mathematiker und Philosoph Thomas Hobbes (1588–1679). Der Soziologe Robert Merton beschrieb 1948 mit dem Begriff der Self fulfilling Prophecy den Bankrott einer amerikanischen Bank, der durch das zunächst unzutreffende Gerücht ausgelöst wurde, dass die Bank demnächst zahlungsunfähig werden und Bankrott gehen würde. Die Kunden hoben daraufhin alle ihre Einlagen ab. Dies führte dazu, dass die Bank tatsächlich zahlungsunfähig wurde. Dieser Mechanismus der sich selbst erfüllenden Prophezeiung kann in jede Richtung gehen und auch zu Besserungen führen. Das Lenken der Aufmerksamkeit auf Besserungen erhöht die Wahrscheinlichkeit von Besserungen. Wenn Sie, verehrter Leser und verehrte Leserin, sich jetzt fragen, wo und wie Sie sich gerade nicht ganz wohl fühlen, dann wird es durch diese Frage wahrscheinlicher, dass Sie eher unangenehme Gefühle wahrnehmen und Sie merken, wo und wie Sie etwas zwickt, drückt, wo Verspannungen sind etc. Wenn Sie sich hingegen den Gedanken erlauben, wie viel leichter Sie es in Ihrer Tätigkeit künftig haben werden, wenn Sie, wie oben beschrieben, Ihre Anrufer auf Ihr Interesse an Verbesserungen vorbereiten, die sie mit großer Wahrscheinlichkeit bis zur ersten Sitzung bemerken werden, dann kann es sein, dass Sie eher damit beschäftigt sind, sich den obigen Text in Ihren eigenen Worten zu Ihnen passend zu formulieren, und sich auf die positiven Wirkungen freuen, die diese Aufmerk-

samkeitslenkung bei Ihren künftigen Klienten und Ihrer guten Beziehung zu Ihnen zeitigt. Die Ankündigung von möglichen Besserungen und Ihre Begründung durch Forschungsergebnisse, die diese Besserungen in hohem Ausmaß nachgewiesen haben, wirkt wie eine sich selbst erfüllende Prophezeiung.

3. *Suggestion*

a) Von der *post*hypnotischen zur *prä*hypnotischen Suggestion[11]

Im Rahmen meiner Tätigkeit als Hypnosetherapeut und Ausbilder für ericksonsche Hypnoseformen habe ich gelernt, für Suggestionen sensibel zu sein. Dabei erkannte ich immer mehr, dass die *prä*hypnotischen Suggestionen, also die Suggestionen, die vor der Hypnose gegeben wurden, viel wirkungsvoller sind, als die viel bekannteren so genannten posthypnotischen Suggestionen. Dies hat vor allem Susann Fiedler (sie hat zahlreiche sehr praxisnahe Konzepte für Hypnose in der Zahnarztpraxis entwickelt und leitet die Regionalstelle Frankfurt der *Deutschen Gesellschaft für Zahnärztliche Hypnose*) immer wieder überprüft: Wenn man dem Patienten vor der Hypnose erklärte, dass moderne zahnärztliche Hypnose bewirke, dass er eine Taubheit im Kieferbereich entwickeln oder dass er besonders sensibel für Empfindungen an einer seiner beiden Hände sein werde (mit der Folge, dass andere Empfindungen zweitrangig seien oder in den Hintergrund träten), berichtete der Patient hinterher weitgehend unabhängig von der Art der Tranceinduktion, dass sein Kiefer ganz taub oder er noch nie so empfindlich an einer seiner beiden Hände gewesen sei. Wenn man dem Patienten hingegen erklärte, dass zahnärztliche Hypnose die Fähigkeit erhöhe, schöne Farben und Bilder so intensiv zu erleben, dass sie alles andere überlagerten oder

11 Suggestion ist hier im ericksonschen Sinne als Vorschlag, Anregung oder Einladung zu verstehen (s. hierzu Rossi 1996, S. 7 – vor allem die Anmerkung der Übersetzer).

dazu führten, eine vergangene schöne Erfahrung fast noch wirklicher als damals in Wirklichkeit zu erleben, dann berichteten die Patienten hinterher von einem Farbenrausch, den sie erlebt hatten, oder davon, wie sie ganz »wirklich« noch einmal in einem schönen Urlaubserlebnis waren.

b) Von wirksamen Interventionen *während* der Therapie zu wirksamen Interventionen *vor* der Therapie
Die oben beschriebene Lenkung der Aufmerksamkeit auf Besserungen bis zur ersten Sitzung, die man auch als Suggestion oder sich selbst erfüllende Prophezeiung bezeichnen kann, ist eine ausgesprochen wirkungsvolle *prätherapeutische Intervention.* Mit dem geringen Aufwand einer kurzen Ankündigung mit anschließender Erklärung erzielt man mit sehr großer Wahrscheinlichkeit Besserungen zu einem für den weiteren Fortgang der Beratung oder Therapie äußerst wichtigen Zeitpunkt – nämlich dem Beginn. Später, wenn die Beratung oder Therapie erst einmal offiziell begonnen hat, wird man nur noch schwer ein so gutes Verhältnis von Interventionsaufwand und Besserungserfolg erzielen können.

4. *Erwartung*
Das ganze Telefongespräch wird geführt in der Atmosphäre einer positiven Erwartung eines späteren Erfolges. Wenn ich mich entschieden habe, einen Termin mit dem Anrufer zu vereinbaren, ist meine Haltung: »Ich führe mein Leben so, z. B. dosiere die Anzahl meiner Termine und Klienten so, dass ich meine volle Aufmerksamkeit und meine therapeutischen Fähigkeiten zur vereinbarten Zeit möglichst gut aktiviert habe. Ich bin absolut entschieden, das mir Mögliche dazu beizutragen, dass Sie in Richtung Ihrer Ziele weiterkommen. Ich weiß noch nicht, welche Wege sich durch unsere Zusammenarbeit auftun werden, ich bin aber entschieden, mit ihnen gangbare Wege zu finden, so wie mir das mit vielen anderen gelungen ist.« Diese starke Erwartung des Erfolgs der künftigen gemeinsamen Arbeit ist eine Grundhaltung, die ich durch meine jahrzehntelange Tätigkeit gewonnen habe. Gleichzeitig trägt sie vermutlich in hohem Aus-

maß zum Erfolg meiner beraterischen und therapeutischen Tätigkeit bei.

Forschung hat in vielen Bereichen gezeigt, dass Erwartungen in hohem Ausmaß Erfahrungen prägen (s. hierzu vor allem Kirsch 1999, 1990; Kirsch a. Mazzani 2006). Die dort zusammengefassten Forschungsergebnisse belegen, dass der Erfolg von Psychotherapie in hohem Ausmaß über die Erwartungen vorhergesagt werden kann. Das Telefonat vor dem Termin ist neben der ersten Sitzung der wichtigste Zeitpunkt, zu dem die positive Erfolgserwartung kommuniziert werden kann.

Jeffrey K. Zeig berichtet in seinen Seminaren von folgendem *Experiment*: Eine Gruppe von Menschen wird nach dem Zufall in zwei gleich große Untergruppen aufgeteilt. Beiden Untergruppen wird gesagt, dass gleich ein Versuchsleiter hereinkomme, der jedem entweder 1 Dollar oder nur 10 Cent geben wird. Den Menschen der einen Gruppe wird gesagt, sie würden zu den Bevorzugten gehören, die 1 Dollar bekommen. Den Menschen der anderen Gruppe wird gesagt, sie würden leider zu den Benachteiligten gehören, die nur 10 Cent bekämen. Der Versuchsleiter wurde angewiesen, nach Gutdünken die 1-Dollar- und 10-Cent-Münzen so zu verteilen, dass er gleich viel 1-Dollar- und 10-Cent-Münzen austeilt. Außerdem wurde der Versuchsleiter nicht darüber informiert, wer 1 Dollar und wer eine 10-Cent-Münze erwartete. Das Ergebnis war, dass er überdurchschnittlich häufig denjenigen 1 Dollar gab, die auch 1 Dollar erwarteten, und umgekehrt natürlich überdurchschnittlich häufig denjenigen nur 10 Cent gab, die nur 10 Cent erwarteten. (Zeig folgert daraus, dass man als Psychotherapeut eine »1-Dollar-Erwartung« bezüglich des Therapieerfolgs haben solle.)

In der psychologischen Forschung ist der *Rosenthal-Effekt* bekannt. Rosenthal hatte z. B. studentische Versuchsleiter in zwei Gruppen unterteilt. Der einen Gruppe wurde gesagt, die

Ratten für das Experiment hätten ein besonderes Potenzial, während der anderen Gruppe mitgeteilt wurde, dass ihre Ratten aus einem eher »schlechten« Stamm kämen. In Wirklichkeit kamen alle Ratten aus der gleichen Population und wurden nach dem Zufallsprinzip den Studenten für ihre Experimente zugeteilt. Die Ergebnisse der Ratten unterschieden sich signifikant. Die Erwartungen der Studenten hatten sich systematisch auf ihr Verhalten gegenüber den Tieren und somit auch positiv bzw. negativ auf deren Entwicklung und die Wahrnehmung dieser Entwicklung ausgewirkt. Rosenthal hat die gleichen Effekte auch im Klassenzimmer nachgewiesen: Lehrern gegenüber hatte man nach dem Zufallsprinzip ausgewählte Schüler aufgrund eines angeblichen Testes als »große Lernfortschritte versprechend« definiert. Diese Schüler zeigten signifikant höhere Leistungsverbesserungen als ihre Mitschüler (Rosenthal u. Jacobsen 1983).

Der optimale Zeitabstand zwischen Telefonat und erster Sitzung

Im Allgemeinen sind nach meiner Erfahrung zwei bis fünf Wochen die optimale Zeit, damit die in diesem Telefonat angebotenen Anregungen maximale Wirkung zeitigen können.

Wie ich vorgehe, wenn ich erst in drei bis sechs Monaten die vom Anrufer gewünschten kontinuierlicheren Termine anbieten kann, beschreibe ich in Abschnitt 5.3.

Weitere Möglichkeiten der Förderung von prätherapeutischen Besserungen

Wenn ich den Anrufer in der oben beschriebenen Form auf das Gespräch vorbereite, gebe ich so viel Input, dass ihn der Anrufer nach meinem Eindruck gerade noch aufnehmen kann. Aus diesem Grund verzichte ich meist darauf, noch weitere Möglichkeiten der Förderung von prätherapeutischen Besserungen zu nutzen. Sehr gute Erfahrungen habe ich allerdings immer dann gemacht, wenn ich den Eindruck hatte, dass ich noch zusätzlich folgende Aufforderungen ankündigen könnte, die Jeffrey K. Zeig (persönliche Mitteilung) manchem Anrufer zur Beantwortung bis zur ersten Sitzung gibt:

- »Vollenden Sie den Satz: ›Ich kann das Ziel X erreichen (das Problem Y lösen), weil ich jemand bin, der/die …‹« (drei positive Ergänzungen).

Diese Ergänzungen zielen auf die Ebene der Identität und persönlicher Stärken.

- »Vollenden Sie den Satz: ›Ich kann das Ziel X erreichen (das Problem Y lösen), weil ich andere schwierige Dinge auch schon hingekriegt habe, einschließlich …‹« (drei positive Ergänzungen).

Diese Ergänzungen zielen auf Stärken und Strategien, die der Klient bei der Bewältigung früherer Schwierigkeiten erfolgreich genutzt hat.

Die Ergänzungen der vorgegebenen Satzanfänge lassen in der Regel Ressourcen erkennen, die sich für die Lösung des aktuellen Problems gut nutzen lassen. *Beispiel:*

> Eine Frau, die mit meiner Unterstützung aufhören wollte zu rauchen, gab in ihren Ergänzungen u. a. an, dass sie im Vergleich zu den anderen in ihrer Patientengruppe mit der Chemotherapie ihrer Krebserkrankung sehr gut klargekommen sei und von den Ärzten jetzt als geheilt angesehen werde. Danach gefragt, wie ihr dieses gute Damitklarkommen gelungen sei, antwortete sie, dass sie sich auf die positiven Wirkungen der Therapie konzentriert, diese sich sehr lebendig vor Augen geführt und die vorübergehenden unangenehmen Begleiterscheinungen akzeptiert und so weit wie möglich ignoriert habe. Diese Strategie war leicht und erfolgreich auf die Raucherentwöhnung übertragbar.

4.8 Weitere Informationen und Verabschiedung

4.8.1 Ankündigung der Frage nach Einverständnis mit Videoaufzeichnung

»Zu Beginn unserer ersten Sitzung werde ich Sie fragen, ob Sie damit einverstanden sind, dass von unserem Gespräch routinemäßig ein Protokoll erstellt wird dadurch, dass ein kleines Videogerät mitläuft. Das hat den Vorteil, dass ich mir unser Gespräch noch einmal anschauen kann, wenn ich den Eindruck habe, ich hätte was noch besser machen können oder ich hätte etwas nicht richtig verstanden. Ich komme dazu aber eher selten.

Ein zweiter Vorteil ist, dass natürlich auch Sie sich unser Gespräch noch einmal anschauen können. Ich nehme meine Schweigepflicht sehr ernst und zeige diese Aufzeichnung niemandem. Und wenn Sie sie jemandem zeigen wollen, wäre es nett, wenn Sie mir das vorher sagen würden. Ich werde Sie also zu Beginn unseres Gespräches am … fragen, ob Sie damit einverstanden sind.«

Die meisten Anrufer sind nach dieser Ankündigung später mit einer Aufzeichnung einverstanden. Manchmal haben sie Nachfragen und wollen noch einmal erklärt bekommen, warum ich das Gespräch mitschneiden will. Wenn sie nicht einverstanden sind, haben sie gute Gründe dafür, und ich kann gut auf die Aufzeichnung verzichten. Wenn ich später das Video supervidieren lassen will, frage ich den Klienten, ob er damit einverstanden ist, dass ich unter Schweigepflicht stehenden Kollegen Ausschnitte dieses Gesprächs zeige, damit ich ihren guten Rat berücksichtigen und noch besser beraten bzw. Therapie machen kann.

4.8.2 *Honorar*

»Jetzt wollen Sie sicher noch wissen, was das kostet. Mein Honorar für unser Gespräch beträgt ... Euro. Und selbstverständlich erhalten Sie dafür eine Quittung.«

Da Anrufer nicht immer von sich aus nach dem Honorar fragen, informiere ich (eben auch ungefragt) über seine Höhe, damit sie auch in dieser Hinsicht wissen, was auf sie zukommt. Sehr selten kommt es vor, dass (meist therapieerfahrene) Anrufer fragen, ob das erste persönliche Gespräch kostenlos sei. Dann erkläre ich, dass das erste Gespräch für mich das wichtigste Gespräch ist, in dem mit den Anrufern zentrale Weichen gestellt und die Richtungen festgelegt werden sollen, in die das Ganze gehen möge. Mein Anliegen sei es, dass die Anrufer schon und gerade von diesem Gespräch möglichst viel profitieren können. Deswegen berechnete ich für dieses Gespräch meinen normalen Satz.

Meine Antwort auf die Frage nach der Abrechnung mit der Krankenkasse finden sich in Abschnitt 5.1.

4.8.3 *Verabschiedung*

»Kennen Sie meine Adresse? Ich bräuchte jetzt nur noch für meine Unterlagen Ihre Adresse und Ihre Telefonnummer, und dann haben wir m. E. alles sehr gut vorbereitet. Oder haben Sie noch Fragen? Wenn nicht, dann freue ich mich auf unser Gespräch am ... Ich bin sehr gespannt, was wir da zusammen entwickeln werden ... Auf Wiedersehen.«

Die wiederholte Nennung des Termins im Laufe des Telefonats stellt sicher, dass man sich bei der Terminvereinbarung richtig verstanden hat. An dieser Stelle kann man bei Bedarf auch noch Anreiseempfehlungen geben.

Von diesem Telefonat habe ich mir Notizen gemacht, die vor allem die stichwortartige Problem- und Zielbeschreibung dokumentieren und das festhalten, was dem Anrufer und mir noch wichtig erschien. Die Adressdaten und Notizen hefte ich in einem Ordner ab. Vor Beginn des vereinbarten Gesprächs lese ich diese Notizen durch.

Ein Ablaufschema dieses Telefonats findet sich im Anhang 1.

4.9 Effekte einer solchen 5- bis 15-minütigen Terminvereinbarung

Wenn man ein solches Telefonat im Umfang von 5 bis 15 Minuten so führt, wie ich es beschrieben habe, kann man u. a. Folgendes erreichen.

Der Anrufer:

- hat bis zum Gespräch über seine Ziele nachgedacht, seine Ziele mehr geklärt und ist zielorientiert und zielstrebiger
- ist mehr motiviert, seine klareren Ziele zu erreichen
- erlebt sich als jemand, der Ressourcen und Fähigkeiten hat (im Gegensatz zum Therapieersuchen als geheimem Beweis einer »seelischen Bankrotterklärung«)
- ist zuversichtlich und in hoffnungsvoller Erwartung, diese seine Ziele durch die Zusammenarbeit mithilfe seiner ihm derzeit vielleicht nicht in vollem Umfang zugänglichen Ressourcen und Fähigkeiten erreichen zu können
- richtet seine Aufmerksamkeit nach dem Telefonat auf mögliche Besserungen
- merkt, dass bezüglich des Problems und seiner Ziele er etwas tun kann oder »sich« etwas tut.

Der Anrufer hat den Berater bzw. Therapeuten schon ein bisschen kennen gelernt und erfahren als:

- verständnisvoll
- Vertrauen erweckend
- kompetent
- Sicherheit ausstrahlend
- humorvoll
- zuversichtlich und
- als jemanden, der weiß, was er (wissen) will und braucht, um gut arbeiten zu können.

Der Anrufer weiß, dass der Berater auch an den Stärken, Ressourcen und Fähigkeiten des Anrufers interessiert ist.

Der Anrufer hat den Berater bzw. Therapeuten als jemanden kennen gelernt:

- der von Anfang an ein starkes Arbeitsbündnis und eine intensive Beziehung mit ihm einzugehen bereit ist
- dem er zutraut, dass er ihm erfolgreich bei der Erreichung seiner Ziele helfen kann
- der das Gespräch am … sehr wichtig nimmt
- der mit unbezahlten Informationen quasi »in Vorlage« geht und auch damit seine Entschiedenheit erfahrbar macht, alles ihm Mögliche zu tun, damit er zusammen mit dem Anrufer etwas entwickelt, was diesen darin unterstützt, weitere erfolgreiche Schritte in Richtung seiner Ziele zu unternehmen.

Der Berater bzw. Therapeut hat am Telefon einen insgesamt guten ersten Eindruck gemacht. Dies ist für viele Anrufer sehr wichtig. Wie jeder weiß, bekommt man keine zweite Chance, einen guten ersten Eindruck zu machen.

Der Anrufer bekam u. a. folgende Informationen bezüglich der Zusammenarbeit im künftigen Gespräch bzw. in künftigen Gesprächen:

- Er erfährt, welche Vorstellungen der Berater vom Lösen von Problemen bzw. von Beratung und Therapie hat und wie er vorgehen will.

- Das Problem bzw. das Anliegen oder Ziel wird als »normal menschlich« definiert. Damit wird auch der Anrufer, der oft in der Zeit des Anrufes sehr verunsichert ist und sich u. U. als »krank«, »verrückt« oder »irgendwie nicht richtig« erlebt, als normal definiert.

Und der Anrufer kann erkennen:

- dass es vor allem um seine eigenen persönlichen Ziele geht
- dass er über seine Entscheidung für Therapie bzw. Beratung hinaus initiativ und aktiv sein muss, um voranzukommen (im Gegensatz zum traditionellen Patientsein, was eher eine passive, leidende Rolle impliziert, in der er vom Therapeuten behandelt wird und weniger sich selber hilft, selbst handelt, sich selbst »an den eigenen Haaren aus dem Sumpf« zieht)
- dass er sich als Veränderungsagent von Verbesserungen begreifen muss, als derjenige, der das Steuer für seine Verbesserung in der Hand hat
- dass er sich als aktiven Motor und den Berater als sucherfahrenen Ko-Piloten auf einer Reise in Richtung seiner Ziele begreifen kann
- dass zur Erreichung u. U. nicht »Therapie« nötig ist, sondern »eine Art Coaching im Umgang mit einer schwierigen Lebenssituation«.

Eine in diesem Sinne erfolgte telefonische (Vor-)Information über das nachfolgende erste persönliche Gespräch hat noch zwei weitere Effekte:

1. Es entspricht in hohem Ausmaß der Forderung nach »informierter Zustimmung« *(informed consent)*.
2. Aus allem wird deutlich, wie wichtig dem Berater bzw. Therapeuten dieses erste Gespräch ist und dass er es als grundlegend und weichenstellend für die eventuelle weitere gemeinsame Arbeit ansieht.

Man kann sich aus dem oben beschriebenen Ablauf eines Telefonats auch nur einzelne Elemente herauspicken und sie umsetzen (wie z. B. das Prophezeien von Besserungen). Die Wirkung des Telefonats wird allerdings von dem Gesamt dessen abhängen, was man sagt und wie man es sagt. Der Anrufer zieht aus der Summe seiner Einzeleindrücke seine Konsequenzen. Und da ist ihm vor allem wichtig:

- welchen Eindruck er vom künftigen Berater bzw. Therapeuten hat
- wie der Berater bzw. Therapeut seiner Wahrnehmung nach ihn und sein Problem bzw. Anliegen sieht und
- was dem Berater bzw. Therapeuten wichtig sein wird, damit die Beratung bzw. Therapie möglichst erfolgreich wird.

Nach einem solchen Telefonat sollte das angekündigte (erste) persönliche Gespräch sich den Ankündigungen entsprechend natürlich auch tatsächlich sehr auf die Beantwortung der angekündigten Fragen konzentrieren.

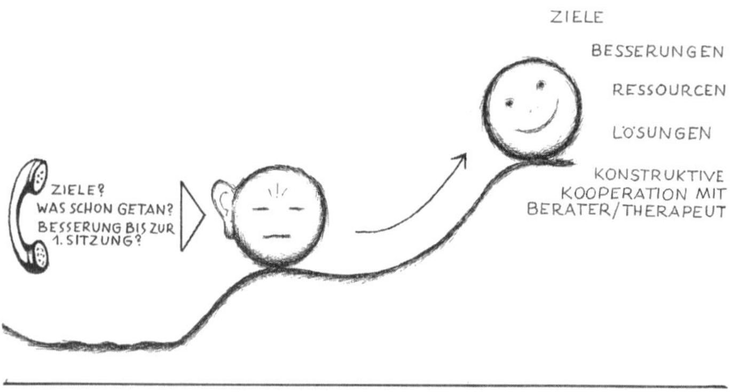

Abb. 7: Der Anrufer nach dem Telefonat

5. Weitere Fragen und Themen im ersten Telefonat

5.1 »Zahlt das die Krankenkasse?«

a) Krankenkasse zahlt nur nach Pathologisierung.
b) Risikoaufschlag für Lebens-, Berufsunfähigkeits- und private Krankenversicherungen nach Psychotherapie.

Lebens-, Berufsunfähigkeits- und private Krankenversicherungen fragen vor Vertragsabschluss nach Vorerkrankungen. Viele Versicherungen begrenzen diese Fragen auf einen Zeitraum von zwei bis fünf Jahren. Wer eine psychische Vorerkrankung verschweigt, riskiert den Verlust des Versicherungsschutzes. Wer die Frage nach einer Vorerkrankung bejaht, weil er eine Psychotherapie gemacht hat, wird mit einem unterschiedlich hohen Risikozuschlag belegt oder abgelehnt (eine solche Ablehnung darf man wiederum bei Antragsstellung bei einem anderen Versicherer nicht verschweigen; hierzu Riemer 2005). Die Psychotherapeutenverbände versuchen seit Jahren erfolglos, diese verbreitete Praxis der Benachteiligung von Psychotherapiepatienten zu verhindern. Der *Gesamtverband der Deutschen Versicherungswirtschaft* beruft sich auf das Grundrecht der Vertragsfreiheit. Eine Änderung des § 16 des *Versicherungsvertragsgesetzes*, der die Auskunftspflicht des Versicherungsnehmers festschreibt, ist nicht in Sicht.

»Die gesetzlichen Krankenkassen kommen für die Gespräche mit mir nicht auf. Wenn Sie privat versichert sind, müssten Sie Ihre Krankenkasse fragen. Aber auch für die gilt: Krankenkassen bezahlen nur für Therapie. Das bedeutet, dass man Sie gegenüber der Krankenkasse als krank darstellen müsste. Das könnte man trotz ... (im Gespräch zuvor registrierte Stärken anführen) hinbekommen, wenn man das wollte. Das sollte man sich aber gut überlegen. Denn das kann sehr teuer werden, wenn Sie irgendwann noch einmal eine Lebens-, Berufsunfähigkeits- oder private Krankenversicherung abschließen wollen. Ich kenne eine Zahnärztin, die während des Studiums im Rahmen einer Partnerschaftskrise 20 Stunden Therapie gemacht hat und dadurch ihr Studium erfolgreich abschließen und ihre Ausbildungszeit als Assistenzärztin gut und ohne jegliche Krankschreibung hinter sich bringen konnte. Als sie dann eine Praxis kaufen wollte, forderte die Bank für die Absicherung der Kredite die dafür übliche Lebens- und Berufsunfähigkeitsversicherung. Über einen Versicherungsvertreter hatte sie mehrere Anfragen an Versicherungen gerichtet, denen sie bei der Frage nach Vorerkrankungen und Vorbehandlungen ihre Psychotherapie angeben musste. Daraufhin forderten die Versicherungen so hohe Risikozuschläge, dass sie sich den Einstieg in eine eigene Praxis nicht hätte leisten können, wenn ihr Vater nicht mit seinem Vermögen für sie gebürgt hätte. Für die Erstattung von 20 Stunden Therapie in Höhe von damals insgesamt 1600 DM musste sie sehr teuer bezahlen.«

5.2 »Wie viele Termine werden wir brauchen?«

»Das kann ich natürlich nach dem, was ich bisher weiß, nicht sagen. Mein Interesse ist es, dass wir so wenig Termine wie möglich brauchen. Manchmal hat es sich dazu bewährt, eine Anzahl von Terminen festzulegen, nach denen wir so viel erreicht haben wollen, dass Sie den Rest alleine hinkriegen. Wenn man schneller vorankommt, umso besser, und wenn es länger dauern sollte, müsste man neu entscheiden.«

Bei den obigen Formulierungen ist mir wichtig:

- Von meiner Seite: nur so wenige Termine wie möglich.
- Der Patient setzt die Anzahl fest.
- Ich gehe von einer optimalen Zusammenarbeit aus.
- Eher weniger Termine ausmachen, nach denen noch Reste zu erledigen sind, die der Anrufer alleine hinkriegen wird.
- Kein Versprechen, dass man nach einer Therapie nie mehr Probleme haben wird.

Meiner Auffassung entspricht auch, was die Frankfurter Kollegin Dorothea Thomassen dem Anrufer auf diese Frage sagt (persönliche Mitteilung):

> »Wie viele Sitzungen Sie brauchen, weiß ich nicht. Es gibt Menschen, die sind schon nach ein, zwei Sitzungen an ihrem Ziel. Andererseits kann ich leider nicht jedem helfen. Ich habe für unsere Arbeit ein umgekehrtes Limit: Es kann sein, dass sich nach unserer ersten Sitzung keine Besserung einstellt. Wenn sich aber bis zur dritten Sitzung nichts positiv tut, werde ich skeptisch. Haben Sie zwischen der dritten und fünften Sitzung in keiner Weise von unserer gemeinsamen Arbeit profitiert, schlage ich vor aufzuhören, weil ich dann vermutlich nicht die Richtige für Sie bin. Und um ganz klar zu sein: Es liegt dann an mir und meiner Kompetenz. Das heißt nicht, dass da immer nur Besserung sein muss. Entwicklung vollzieht sich nicht immer linear, sondern häufig in Wellen. Aber die Richtung muss erkennbar sein. Dann gehe ich so lange mit Ihnen, wie Sie mir den Auftrag geben.«

5.3 Wenn mir kontinuierlichere Termine erst in drei bis sechs Monaten möglich sind

Wenn ich erst in ca. drei bis sechs Monaten kontinuierlichere Termine im Abstand von ein bis drei Wochen machen kann, so teile ich das dem Anrufer mit. Wenn der Anrufer auf einen Termin wartet, der erst in drei bis sechs Monaten stattfinden kann, befürchtet er, dass er im ungünstigsten Fall sechs Monate gewartet hat und dann feststellt, dass ich möglicherweise nicht der richtige Berater bzw. Therapeut für ihn bin. Gerade bei schweren, drängenden Problemen möchte ich aber den Anrufer nicht unnötig dieser Befürchtung aussetzen. Er soll möglichst bald in einem richtungsweisenden ersten Gespräch überprüfen können, ob ich der richtige Berater für ihn bin. Damit er das genauer erfahren kann, biete ich an, dass ich mit ihm einen Termin mache, der in drei bis vier Wochen sein wird. Bei diesem Termin würden wir »das Ganze auf ein gutes Gleis bringen« und schon mal die grobe Richtung festlegen, in die es gehen soll. Von diesem Termin »sollen Sie vor allem in der Richtung profitieren können, dass wir zusammen erarbeiten, wo es langgehen soll, und dabei auch möglichst schon erste Dinge entwickeln, die es Ihnen ermöglichen sollen, bis zu weiteren Terminen in drei bis sechs Monaten selber auf gute Art und Weise aktiv sein zu können ...« Diese Erstgespräche sind für mich ziemlich anstrengend, da ich angekündigt habe, bei diesem Termin mit dem Anrufer schon etwas entwickeln zu wollen, was ihm möglichst viel für die Zeit bis zu weiteren Terminen nützt. Wenn der Anrufer sich zu einem solchen Gespräch entscheidet, mache ich diesen Termin aus und fahre dann für dieses Gespräch mit der oben beschriebenen telefonischen Information fort (Abschnitt 4.4).

5.4 Anrufe von Ärzten, die einen Patienten überweisen wollen

Wenn Ärzte wie im herkömmlichen Überweisungsmodell Patienten an mich überweisen und einen Termin ausmachen wollen, so erkläre ich ihnen, dass es sich, abgesehen von meiner Unzugehörigkeit zum Krankenkassensystem, bewährt hat, wenn die Patienten selbst bei mir anrufen, da ich ihnen schon am Telefon wichtige Vorinformationen geben will.

5.5 Terminwünsche für Verwandte, Freunde, Bekannte

Terminvereinbarungen mache ich grundsätzlich nur mit demjenigen, der zu dem Termin auch zu mir kommen soll oder will. Ich bitte darum, dass der Betroffene selbst den Termin mit mir ausmacht. In einem extremen Fall sprach ich unter Berücksichtigung der Zeitverschiebung mit einer Studentin in Amerika. Ihre Mutter wollte für sie einen Termin für die Zeit nach ihrer Rückkehr ausmachen, da ihre Tochter erhebliche Prüfungsangst habe. Bis zum Gespräch mit mir in Deutschland hatte es bemerkenswerte positive Entwicklungen gegeben, sodass sich auch hier schon allein deswegen der Aufwand des knapp 10-minütigen Telefonats gelohnt hatte.

Wenn für Jugendliche oder Kinder ein Termin ausgemacht werden soll, so achte ich darauf, dass ich mit den Jugendlichen oder Kindern selbst am Telefon sprechen, mich vorstellen und ihnen erläutern kann, was mir von der Mutter oder dem Vater als Grund für den Termin erklärt worden ist. Weiterhin sage ich, dass ich sehr daran interessiert bin zu hören, wie der Jugendliche oder das Kind die Dinge sieht und was dasjenige will. Je nach Reife mache ich das bis hinunter zu einem Alter von sechs Jahren. Ich möchte dadurch von Anfang an sicherstellen, dass ich bei eventuell unterschiedlichen Vorstellungen der Familienmitglieder von dem Problem oder von den Zielen für diese potenziell unterschiedlichen Vorstellungen offen bin. Außerdem ist es mir ein Anliegen, auch und gerade Jugendliche und Kinder als für sich selbst verantwortliche Experten für die von ihnen gewünschten Veränderungen zu behandeln. Wenn möglichst viele Beteiligte mich und Teile meiner Arbeitsweise am Telefon schon ein bisschen kennen lernen, sich in ihren Zielen wichtig genommen und verstanden fühlen konnten, verkürzt sich die »Aufwärmzeit« erheblich.

5.6 Paar- und Familienprobleme – zusätzliche Informationen für alle Beteiligten in einem Brief

Bei Paar- oder Familienproblemen ist es mir wichtig, dass alle Beteiligten möglichst gut vorbereitet sind und z. B. wissen, dass ich mich für die Ziele jedes Einzelnen interessiere. Deshalb schicke ich Paaren oder Familien nach dem Telefonat noch einen vorbereiteten Brief, bei dem ich nur die Adresse einfügen und unterschreiben muss. In diesem Brief ist das am Telefon Gesagte noch einmal aufgeführt. Außerdem enthält er noch einige Informationen über mich als Person. Ein solcher Brief hat mehrere Vorteile. Zum einen hilft er sicherzustellen, dass das, was ich am Telefon dem anrufenden Familienmitglied mitgeteilt habe, auch so bei den anderen Beteiligten ankommt, wie ich es will. Es kann durch den Brief nicht so viel verloren gehen, alle haben den gleichen Informationsstand. Zum anderen kann ich in dem Brief auch mich vorstellen. Die künftigen Gesprächspartner erfahren etwas über mich. Ich gehe damit in der Dimension »Selbstöffnung« quasi etwas »in Vorlage«. Dadurch wird das Verhältnis zwischen mir und den Klienten bezüglich der Dimension »Selbstöffnung« nicht allzu schief, wenn sie mir später sehr viel und auch Intimes anvertrauen. Es wird durch das Erzählen des Patienten eher wieder ausgeglichen. (Dieser Brief ist als Anhang 2 auf S. 180 ff. abgedruckt und kann auch unter www.meg-frankfurt.de heruntergeladen werden, damit man leichter einzelne Textbausteine übernehmen kann, wenn man das will).

5.7 Wunsch nach Therapie wegen »psychosomatischer« Beschwerden

Es ist ein großer Fortschritt, dass Krankheiten mehr und mehr gesehen werden in ihrem Zusammenhang mit psychischen und zwischenmenschlichen Faktoren. Seit den Entdeckungen Sigmund Freuds haben sich die Möglichkeiten vervielfacht, biografisch aufarbeitend den psychischen Ursachen von Symptomen so auf den Grund zu gehen, dass man zu einer schnellen und nachhaltigen Besserung gelangt. Der Begriff »psychosomatisch« ist ein selbstverständlicher Aspekt des Denkens über Krankheit geworden. Erfreulicherweise gehören zu vielen so genannten Disease-Management-Programmen auch psychologische oder psychotherapeutische Angebote. Viele Psychotherapeuten und vor allem Hypnotherapeuten leisten Pionierarbeit im Bereich des »Mind-Body-Healing« und helfen ihren Patienten, ihre Potenziale der positiven Beeinflussung von bisher als »rein organisch bedingt« und unbeeinflussbar geltenden Krankheiten immer mehr zu nutzen.

Die andere Seite dieser Verankerung psychischer und sozialer Faktoren im Denken über Krankheit ist u. a.:

- die Gefahr einer Vernachlässigung medizinischer Diagnostik zugunsten psychischer Ursachenerforschung
- die Geringschätzung von somatopsychischen Belastungen (also psychischen und sozialen Belastungen, die durch körperliche Krankheiten hervorgerufen werden unabhängig davon, ob diese Krankheiten psychisch bedingt sind oder nicht) und
- die Belastung von unter Krankheit Leidenden durch die überzeugend vertretene (und meist gut gemeinte) Ansicht, dass diese Krankheit psychische Ursachen habe und der Patient dringend nach dem suchen müsse, was diese Ursachen sind, sonst könne er »nicht richtig gesund« werden.

Zu oft wollten Menschen von mir Psychotherapie für Beschwerden, die sich dann als handfeste organisch bedingte Krankheiten herausstellten, die mit bewährten medizinischen Mitteln sicher und erfolgreich behandelt werden können. Ich hatte u. a. zu tun mit zwei Patienten, die wegen Symptomen einer unerkannten Zecken-Encephalitis bzw. Lyme-Borreliose zur Psychotherapie geschickt wurden: Eine Frau fühlte sich sehr schlapp, müde und »ausgebrannt«, was sie selbst und der behandelnde Arzt – einfühlsam – als »stressbedingt« definierten. Ein Jugendlicher war in der Schule immer »fauler« und apathischer geworden bei gleichzeitig dramatisch absackenden schulischen Leistungen. Bei beiden verschwanden die Symptome nach der richtigen organmedizinischen Diagnose und Behandlung. Ein chronisch depressiver Patient erzählte mir, dass seine langjährige Krankheitsgeschichte mit einem mehrwöchigen stationären Aufenthalt in einem psychiatrischen Krankenhaus begonnen hatte, weil er sich im Rahmen einer Partnerschaftskrise so energie- und antriebslos gefühlt hatte. Erst im Nachhinein hatte sich herausgestellt, dass er unter einer akuten Hepatitis gelitten hatte. Die entsprechenden Befunde waren im Rahmen der auch internistischen Eingangsuntersuchung zwar erhoben, vom behandelnden Psychiater aber übersehen worden.

Diese Erfahrungen haben mich für psychische Störungen als Symptome somatischer Krankheiten sehr sensibilisiert.[12] Auch aus diesen Gründen frage ich bei Beschwerden, die als »psychosomatisch bedingt« beschrieben werden, grundsätzlich zunächst danach, *wer* die Beschwerden als »psychosomatisch bedingt« ansieht. Nicht selten stellt sich dann bereits während des Telefonates heraus, dass der Anrufer zur Therapie kommt, weil der Arzt angesichts eines schwierigen, unklaren oder nicht beeinflussbaren Krankheitsbildes *nicht* gesagt hat: »Tut mir Leid, ich kann Ihnen bei Ihrem Leiden nicht weiterhelfen, und leider weiß ich auch nicht, wer Ihnen da medizinisch weiterhelfen könnte ...«, sondern die Diagnose »psychosomatisch bedingt« gestellt und eine Psychotherapie empfohlen hat. Wenn der Anrufer sich daraufhin beim Psychologen oder Therapeuten meldet, hat er manchmal doch noch Hoffnungen, dass eine wirksame Therapie gefunden werden könnte, wenn nur noch mehr auf der medizinischen Ebene gesucht werden würde. Solchen Anrufern empfehle ich noch am Telefon, doch den mühsamen Weg zu gehen, weiter nach einer organmedizinischen Lösung zu suchen. Ich begründe das mit der für mich schreckli-

12 Nicht nur für Ärzte ist hier sehr empfehlenswert die Zusammenfassung von Morrison (2000).

chen Vorstellung, dass wir mit Psychotherapie eine unerkannte körperliche Erkrankung zu heilen versuchen könnten.

Für den Patienten ist es ein großer Unterschied, ob ein Arzt sagt: »Ich bin bezüglich Ihrer Beschwerden sowohl diagnostisch als auch therapeutisch leider mit meinem Latein am Ende«, oder ob er sagt: »Das muss bei Ihnen etwas Psychosomatisches sein.« Im ersten Fall ist die Konsequenz, dass der Patient überlegt, wo und wie er für seine Beschwerden noch bessere Ärzte findet. Wenn der Arzt meint, das müsse etwas »Psychosomatisches« sein, sucht der Patient eher nach dem, was bei ihm an seiner Person, psychisch, an seinen Gefühlen und Einstellungen oder in seiner Kindheit nicht in Ordnung sein könnte. Diese Suche produziert dann oft zu einem guten Stück das, wonach gesucht wird. Ich artikuliere hingegen sehr zurückhaltend mein Vorurteil, dass der Anrufer eher psychisch gesund sei, und weise darauf hin, dass man seinem Bericht entnehmen kann, welch große Stärken er im Umgang mit den quälenden Beschwerden bewiesen hat, da er ja, wo andere schon längst sich hätten entmutigen lassen oder aufgegeben hätten, trotz seiner massiven Beschwerden weiterhin zur Arbeit geht, seine Beziehungen pflegt, von Pontius zu Pilatus auf der Suche nach Besserung läuft etc.

Nach einer differenzierten Indikationsstellung sind biografische Ursachenaufarbeitung und Therapie von Kindheitserfahrungen, die sich in das Leben eingeschrieben haben, durchaus sinnvoll und führen vor allem beim Einsatz moderner Hypnosetechniken oft zu dramatischen Besserungen und Auflösungen von Symptomen. Ich vermeide es aber, mich vom Anrufer vorschnell auf diese Vorgehensweise festlegen zu lassen.

Wenn Menschen wegen einer Krebserkrankung eine Psychotherapie wünschen, so spielt dabei oft eine Rolle, dass sie denken, ihr Krebs sei »psychosomatisch«, worunter sie (und/oder ihre Angehörigen) verstehen, dass er durch bestimmte als problematisch angesehene (Charakter-)Eigenschaften, Einstellungen oder psychische Probleme (mit)verursacht sei. Im Umkehrschluss wird dann gefolgert, dass sie erst und nur dann geheilt werden könnten, wenn sie diese Eigenschaften oder Einstellungen ablegten, und nur dadurch, dass sie ihre psychischen Probleme lösen. Es lohnt sich, solche problematischen und folgenschweren Krankheitskonzepte möglichst früh zu identifizieren, damit man nicht bei falschen, problemverschärfenden Therapieversuchen kooperiert. In der Regel sage ich schon am Telefon, dass es m. E. auch gut sein könne, dass man mit seiner Krebserkrankung einfach Pech gehabt habe (bei vielen Krebserkrankungen gebe es ja einen hohen genetischen Anteil). Wie das beim Anrufer sei, könne ich nicht sagen. Ich glaubte allerdings, dass sich die Lösung von psychischen Problemen auch positiv auf das Immunsystem auswirken könne. Und wenn das nicht der Fall sei, so gehe es ihm wenigstens psychisch besser. Schaden würde es jedenfalls nicht, wenn man es hinbekomme, mit sich und seiner Umwelt besser umzugehen (s. hierzu auch die Fallbeispiele in Kap. 7).

5.8 Absagemodalitäten

Ich habe nur sehr selten Absagen oder Anrufer, die zum vereinbarten Termin nicht erscheinen. Ich führe das bei den Erstgesprächen u. a. auf die Art und Weise zurück, wie ich mit dem Anrufer bei der Terminvereinbarung telefoniere. Deswegen ist es bisher nicht notwendig gewesen, ungefragt über meine Modalitäten bezüglich der Terminabsage durch den Anrufer zu informieren. Der erste abgesagte Termin, das erste Nichterscheinen geht zu meinen Lasten. Erst wenn nach einem ersten Gespräch jemand zu einem vereinbarten Termin nicht erscheint oder sehr kurzfristig absagt, informiere ich über meine künftigen Absagemodalitäten. Bis zur ersten Absage gehe ich davon aus, dass der Klient das vereinbarte Gespräch genau so wichtig nimmt wie ich.

6. Das Vorbereiten eines Beratungs- oder Therapiegesprächs in anderen Kontexten

6.1 Termine zur Therapie im Rahmen von Krankenkassenvereinbarungen

Ein erstes Beratungs- oder Therapiegespräch lässt sich leichter so vorbereiten, dass ein gutes Ergebnis wahrscheinlicher wird, wenn sich ein Anrufer aus eigener Motivation heraus (also nicht, weil er überwiesen wurde) an einen Therapeuten oder Arzt wendet, der von der Berichtspflicht für Kurzzeittherapie im Rahmen von weniger als 25 Sitzungen befreit ist und die Kostenübernahme über ein Formblatt beantragen kann. Wenn man von der Berichtspflicht für Kurzzeittherapie befreit ist, lassen sich die Nachteile einer Definition als Therapie am ehesten vermeiden. Wenn dann noch hinzukommt, dass der Anrufer ein Anliegen hat, für das dieser Rahmen von maximal 25 Sitzungen voraussichtlich ausreichen wird, so hat man es als Berater bzw. Therapeut am leichtesten, die Gespräche so zu bahnen, wie ich es hier beschrieben habe und womit meine Klienten und ich so gute Erfahrungen gemacht haben.

Günstig kann es sein, wenn sich herausstellt, dass der Anrufer Privatpatient ist (manche private Krankenversicherungen und die Beihilfe mancher Bundesländer verlangen aber auch unabhängig von einer Befreiung bei gesetzlichen Krankenkassen schon bei mehr als zehn Sitzungen einen ausführlichen Bericht). Wie zuvor schon erwähnt, kann man das hier geschilderte Telefonat bei Privatpatienten als »Beratung« (GOÄ 1) oder »eingehende, das gewöhnliche Maß übersteigende Beratung« (GOÄ 3) in Rechnung stellen.

Um zu sondieren, ob der Patient von weniger oder von mehr als 25 Sitzungen ausgeht, fragen einige Kollegen, wie viele

Sitzungen der Patient für erforderlich hält. Vor allem Patienten mit einer passiven Versorgungsmentalität geben auf diese Frage sicherheitshalber erst einmal eine hohe Zahl an. So zu fragen und die Antwort unkommentiert stehen zu lassen ist eine Intervention in Richtung Langzeittherapie. Wenn man die aktive Rolle des Patienten bei seiner Besserung und kürzere Behandlungszeiten fördern will, ist es günstiger zu fragen: »Angenommen, wir arbeiten optimal zusammen. Was denken Sie, wie viele Sitzungen wir dann brauchen, bis Sie sagen: ›So, das Wichtigste haben wir jetzt erarbeitet, den Rest bekomme ich auch ohne Ihre Unterstützung hin …?‹« Mit einer solchen Frage ist Therapie von Anfang an als etwas definiert, bei dem der Patient aktiv mitarbeitet. Außerdem wird mit dieser Frage das Ende der Zusammenarbeit markiert durch den Zeitpunkt, ab dem man »den Rest« auch alleine geregelt bekommen will.

Manche Kollegen, die noch nicht von der Berichtspflicht für Kurzzeitpsychotherapie befreit sind, stellen von Anfang an einen Antrag auf möglichst viele Stunden, um sich nach 25 Stunden die unangenehme Arbeit des eventuell notwendigen Verlängerungsantrages zu ersparen. Es lohnt sich m. E. sehr, diese Motivation für die Beantragung der vielen Stunden dem Patienten transparent zu machen. Der Patient kommt sonst in der oft sehr labilen Anfangssituation schnell zu dem falschen Schluss, dass die Beantragung der vielen Sitzungen Psychotherapie bedeute, dass er ein großes Problem habe, an dem noch viel »dranhängt« (und dann hängt der Patient an sein Ausgangsproblem eher noch viel dran, was die Besserung erschwert).

Wenn absehbar wird, dass die 25 »berichtsfreien« Sitzungen voraussichtlich nicht ausreichen werden, muss ein Bericht für den Gutachter erstellt werden. Nach einer wie in Kapitel 4. vorgestellten Ziel- und Ressourcenorientierung beim Telefonat und im anschließenden Erstgespräch ist es sehr viel schwerer und mühsamer, das für die Formulierung des Berichtes nötige problem- und pathologiefokussierende Gespräch zu führen.

Dieses für die Berichtserstellung erforderliche nur scheinbar diagnostische Gespräch wirkt in der labilen Anfangssituation einer Therapie (Sie erinnern sich an die symbolische Darstellung der Kugel auf einem Hügel) darüber hinaus oft wie eine massive Intervention in Richtung Definition des Problems als »krankhaft« und Definition des Anrufers als »krank«. Wenn man therapeutische Gespräche ziel-, ressourcen- und lösungsorientiert führt, werden an das pathologisierende Formulierungsgeschick beim Abfassen der Anträge – und das ist es ja hauptsächlich, was mit den Anträgen erfasst wird – höhere Anforderungen gestellt. Wenn man diesen Anforderungen nicht entspricht, häufen sich die Ablehnungen der Anträge auf Kostenübernahme.

Eine weitere Erschwernis kann die Überweisung sein. Manche Patienten erwarten nach einer Überweisung eine Behandlung, die dem ähnelt, was sie von Überweisungen an Fachärzte wie z. B. Internisten, Orthopäden, Gynäkologen oder Hautärzte kennen: Sie sind passiv (im wahrsten Sinne des Wortes »Patienten«), und der Arzt bzw. Therapeut macht etwas für sie und mit ihnen, was ihr Leiden lindert oder heilt. Der Patient stellt für diese Heilung seinen Körper zur Verfügung. Im Extremfall wurde vom überweisenden Arzt telefonisch um einen Psychotherapietermin oder ein therapeutisches Erstgespräch für den Patienten gebeten. Dieser Zuweisungsmodus trägt in hohem Ausmaß dazu bei, dass es große Differenzen gibt zwischen dem, was diese Patienten von Psychotherapie erwarten, und dem, was die Therapeuten an Psychotherapie anbieten. Für die Patienten ist es ein großer Unterschied, ob sie zur Psychotherapie »überwiesen« werden oder ihnen vom Arzt eine Psychotherapie »empfohlen« wird. Im Fall einer »Empfehlung« sind sie in der Regel etwas freier, sich aus eigener Entscheidung heraus um eine Therapie zu bemühen. Bei einer »Empfehlung« muss man nicht über die Maßen fürchten, die Beziehung zu seinem Arzt zu belasten, wenn man die Empfehlung nicht annimmt. Bei einer »Überweisung« hat der Patient subjektiv weniger Freiheitsgrade, sich gegen eine Psychotherapie zu entscheiden. Ein im Rahmen von Krankenkassen abrechnender Therapeut kann sich die therapeutische Arbeit in hohem Maße erleichtern, wenn er seine überweisenden Ärzte dazu bringen kann, »Empfehlungen« zur Psychotherapie auszusprechen und dann auf Bitten des Patienten einen Überweisungsschein auszufüllen.

In jedem Fall – bei Überweisungen etwas mehr als bei Empfehlungen – besteht die Gefahr, dass der Patient die Überweisung oder Empfehlung zur Psychotherapie als Kränkung erlebt: »Der Arzt denkt wohl auch, ich ticke nicht richtig und habe einen an der Klatsche.« Auf dem Hintergrund einer Krise ist der Klient oft labil und verunsichert und besonders empfänglich für Sicherheit schaffende Definitionen. Wenn diese Definitionen pathologisieren, aktivieren sie beim Patienten leicht Suchprozesse in Richtung von (Charakter-)Schwächen, Defiziten und seelischer Krankheit. So produzieren sie, wonach man sucht (vergleichbar mit dem »Erkennen« von allen möglichen psychopathologischen Absonderlichkeiten, die man bei sich diagnostiziert, wenn man im Rahmen des Medizin- oder Psychologiestudiums für die Psychopathologieprüfung lernt). Wenn man Psychotherapie braucht, so heißt das ja auch, dass man psychisch krank sei und für diese Krankheit Therapie benötige.

Dieser Überweisungsmodus, pathologiefokussierendes diagnostisches Vorgehen und all die Daten, die für den Bericht an den Gutachter erhoben werden müssen, geben dem Patienten zahlreiche Anregungen, sich als problematischer und psychisch kränker anzusehen, als er bisher zu sein glaubte.[13]

13 Ich bevorzuge Empfehlungen, die implizieren, dass der Klient derjenige sein wird, der das Problem lindern oder lösen wird, und er es sein wird, der das Symptom noch mehr beeinflussen lernen wird: »Mit Herrn Prior zusammen werden Sie Wege finden, das Problem zu lösen oder (wenn es ein chronisches Problem ist) etwas besser in den Griff zu

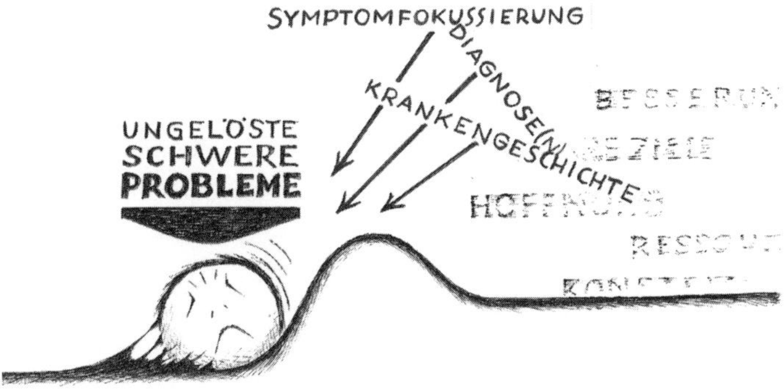

Abb. 8: Karikatur des »worst case« nach pathologiefokussierendem Beginn einer Beratung/Therapie

Verhaltenstherapie

Wer durch Freunde, Ärzte oder auch Medien auf eine Verhaltenstherapie aufmerksam gemacht wird und sich bewusst für diese Therapieform entscheidet, hat meist die Idee: »Ich muss etwas an meinem Verhalten ändern, damit es mir besser geht ...« Dies lässt sich gut nutzen zur gezielten Auseinandersetzung mit der eigenen Selbststeuerung, Selbstbehauptung und bisher angewandten Problemlösungsstrategien. So kann leicht eine – dem Coaching ähnliche – ressourcenorientierte Definition der gemeinsamen Arbeit erreicht werden.

kriegen ...« Zum Thema, wie Ärzte eine Therapie so empfehlen können, dass es vom Patienten als problemspezifische Lösungshilfe oder Unterstützung begriffen werden kann und nicht als eine Notwendigkeit aufgrund von seelischen Schwächen, Krankheiten, Persönlichkeitsdefiziten oder ähnlich Entwertendem habe ich für Zahnärzte Empfehlungen formuliert (1998 – Download unter www.meg-frankfurt.de), die sich z. T. auch auf andere Überweisungskontexte übertragen lassen.

Tiefenpsychologisch fundierte Therapie

Bei einer Therapie, die als »tiefenpsychologisch fundiert« bezeichnet wird, erwarten die künftigen Patienten eher, dass es – wie der Name schon sagt – irgendwie psychisch in die Tiefe gehen wird (und zwar zunächst in die Tiefe von Problemen).

Psychoanalyse

Menschen, die sich einer klassischen Psychoanalyse »unterziehen« (man beachte die zahlreichen Implikationen dieses Verbs) wollen, haben oft differenzierte Vorstellungen von dem, was in einer solchen Psychoanalyse auf sie zukommt, wie die Beziehung zwischen ihnen und dem Psychoanalytiker sein wird und was sie dazu beitragen können, damit die Psychoanalyse erfolgreich wird.

Diese Vorstellungen der Patienten stimmen mit der individuellen Vorgehensweise der Psychoanalytiker nicht immer überein und hinken der dramatischen Entwicklung psychoanalytischer Therapie oft weit hinterher. In den letzten Jahrzehnten hat sich auch der Weg in eine psychoanalytische Behandlung sehr verändert. Vorbei sind die Zeiten, in denen künftige Patienten (»Bewerber«) dieser Therapieform mit einem ausführlichen psychoanalytischen Gutachten in der Hand (das die Patienten insgeheim gelesen und gründlich missverstanden haben) zurück zu ihrem überweisenden Arzt geschickt wurden. Allerdings steht nach meiner Kenntnis auch in der Psychoanalyse die Thematisierung der Frage noch aus, wie man die Patienten so (vor)informieren kann, dass ihre Erwartungen sich mit dem tatsächlichen Vorgehen möglichst weitgehend decken.

6.2 Termine im Rahmen von Beratungsstellen für Partnerschafts-, Ehe-, Lebens- oder Erziehungsfragen

Die Situation der »Anrufentgegennehmer«

Die Situation für die Mitarbeiter am Empfangstelefon von Beratungsstellen ist oft so strukturiert, dass es zwangsläufig immer wieder zu Überlastungen der Verwaltungsangestellten bzw. Sekretärinnen kommt. Dies ist vor allem dann vorprogrammiert, wenn sie während ihrer gesamten Arbeitszeit von z. B. 8 bis 17 Uhr für das Telefon zuständig sind und bei Telefonaten und Anfragen schwierigste Entscheidungen treffen müssen, z. B.:

- Wie dringend ist das?
- Wie gehe ich auf eine Krisensituation ein?
- Wie kann ich ein offenes Ohr für Anrufer haben, die unter Druck stehen und ihre Geschichte erzählen »müssen«?
- Wie vermittle ich Verständnis?
- Wie spiele ich »Feuerwehr«?
- Wie kann ich Anrufer mit drängenden Problemen trotz Wartezeiten bei Laune halten?
- Wem verspreche ich einen Rückruf durch einen Berater?
- Wem verspreche ich einen Termin?
- Wann vergebe ich ihm einen Termin?
- Bei wem gebe ich ihm einen Termin?
- Wie gebe ich ihm einen Termin?
- Wen verweise ich wohin weiter?

Nicht selten gilt es darüber hinaus noch, Gespräche zu führen mit Menschen in dramatisch zugespitzten, manchmal lebensbedrohlichen Krisen. Im ungünstigen Fall will zwischendrin ein für den Fortbestand der Beratungsstelle wichtiger Verwaltungsdirektor »nur kurz« eine komplexe Frage beantwortet wissen, oder der Vorsitzende des zuständigen Kirchenvorstandes hat ein »kleines« Anliegen. Alle diese Anrufer wollen natürlich das

Gefühl vermittelt bekommen, dass sie besonders wichtig genommen werden.

»Nebenher« müssen die Verwaltungsangestellten noch:

- im Empfangsbereich für gute Stimmung sorgen
- Klienten und Patienten begrüßen, sie bedienen, ihre persönlichen Anfragen beantworten und die ankommenden Klienten in die Wartezimmer oder zu den Beratern bzw. Therapeuten weiterleiten
- mit »Laufkundschaft« freundlich und verständnisvoll umgehen
- Bitten von Mitarbeitern um Akten, Schlüssel, Informationen etc. entsprechen oder »schnell mal was erledigen« (die Mitarbeiter wiederum trauen sich nicht richtig, sich mit ihren Anliegen an die ständig überlasteten Sekretärinnen zu wenden)
- (zeitweise dringende) Verwaltungs-, Organisations- und Schreibarbeiten (Post, Buchhaltung, Statistik führen) erledigen
- Nachrichten für Mitarbeiter aufnehmen
- Telefonate an Mitarbeiter weiterleiten.

Es ist bewundernswert, zu welchen Höchstleistungen unter diesen Rahmenbedingungen manche Verwaltungsangestellten oder Sekretärinnen in der Lage sind. Wie oft hören sich die Verwaltungsangestellten z. B. die Not der Anrufer an mit dem Ergebnis, dass der Berater jemanden vor sich sitzen hat, der den Not- und Krisentermin eigentlich gar nicht mehr braucht. Registriert wird allerdings eher, was – programmiert durch ungünstige Rahmenbedingungen – schief geht oder falsch entschieden wird.

Die Berater können auch im Rahmen von Beratungsstellen die Anrufer ähnlich gut vorbereiten (lassen) wie die niedergelassenen Kollegen und dadurch erheblich leichtere Erstgespräche haben.

Dazu ist es allerdings erforderlich, dass man den Entgegennehmern der Anrufe Rahmenbedingungen für ihre telefonische Vorbereitungsarbeit schafft, die es ihnen ermöglichen, der großen Wichtigkeit dieser Arbeit entsprechend konzentriert zu sein und diesen Telefonaten eine Vorrangstellung einzuräumen. Darüber hinaus brauchen die »Anrufentgegennehmer« klare Instruktionen, was sie wie sagen sollen. Die Mitarbeiter von Beratungsstellen sollten ihren Verwaltungsangestellten klare Informationen geben, was sie wie genau auf die gestellten Standardfragen der Anrufer sagen sollen. Vor allem brauchen die Anrufentgegennehmer klare Anweisungen dafür, was sie denjenigen an Vorinformationen zukommen lassen sollen, denen sie einen Termin geben, und dafür, wie sie vor allem folgende Fragen der Anrufer beantworten sollen:

- »Mit wem werde ich sprechen?«
- »Wie lange wird das Gespräch sein?«
- »Komme ich gleich dran, oder muss ich mich auf längere Wartezeiten einstellen?«
- »Kostet das Gespräch etwas und, wenn ja, wie viel?«
- »Worauf soll ich mich einstellen?«
- »Was wird von mir in diesem Gespräch erwartet?«
- »Wie kann ich mich (innerlich) vorbereiten?«
- »Was kann ich bis zum Gespräch tun?«
- »Wie wird mir der Berater helfen?«
- »Wird er mir helfen, die Ursachen für das Problem zu finden?«
- »Wird er mir sagen, was ich tun kann bzw. muss, damit es besser wird?«
- »Wie kann ich dazu beitragen, dass das Gespräch mir weiterhilft? Was kann ich tun, um ein guter Klient zu sein?«
- »Wird es danach weitere Gespräche geben?«

Natürlich ist es auch im Rahmen von Beratungsstellen für die Anrufer ein großer Unterschied, ob von »Gespräch« oder von »Therapie« gesprochen wird. Und auch wenn am Telefon »nur«

eine Sekretärin ist, die mitteilt: »Heute Nachmittag ruft Sie Frau XY zurück und wird mit Ihnen über Ihre Probleme reden«, so weiß der Anrufer nach dieser Ankündigung doch, dass er mit einer Frau unbekannter beruflicher Kompetenz ein Telefonat von unklarer Dauer über »Probleme« führen wird. Anders ist es, wenn angekündigt wird: »Heute Nachmittag wird Sie unsere Psychologin Frau XY zurückrufen. Sie wird dann maximal eine halbe Stunde Zeit haben, in der Sie ihr das sagen können, was sie Ihrer Meinung nach Wichtiges wissen muss. Frau XY wird auch verstehen wollen, was Sie sich als Ergebnis des Telefonates wünschen, was für Sie dabei herauskommen soll. Sie wird wissen wollen, was in der Vergangenheit schon zu einer Besserung geführt hat. Und sie wird mit Ihnen anfangen, nach weiteren Lösungsmöglichkeiten zu suchen.« Hier erfährt der Anrufer sehr viel mehr: dass er maximal eine *halben Stunde* mit der Psychologin Frau XY über das sprechen wird, was sie Wichtiges wissen muss, und darüber, was für ihn bei dem Telefonat herauskommen soll (Ziele), was schon zu einer Besserung geführt hat, sowie darüber, dass sie u. U. gemeinsam nach weiteren Lösungsmöglichkeiten suchen werden. Nach einer solchen Vorinformation durch die Sekretärin hat es die Psychologin Frau XY sehr viel leichter, ein fruchtbares Telefonat zu führen, das das Ausmaß später notwendiger Termine eingrenzen hilft.

Im Rahmen von Beratungsstellen können die Sekretärinnen bzw. Verwaltungsangestellten darüber informieren, was Frau XY in dem Gespräch am ... wichtig sein wird. Eine weitere Möglichkeit ist, dass die Beraterin selbst zurückruft, um darüber zu informieren, was ihr in dem Gespräch am ... wichtig sein wird. Wenn dieses Telefonat angekündigt wird als: »Frau XY ruft Sie zurück, da können Sie schon einmal vorbesprechen ...«, dann ist unklar, worüber gesprochen wird. Es kann leicht ein Kampf darum entstehen, ob Information von der Beraterin an den Klienten geht oder ob der Klient schon von seinen Problemen erzählt.

Anrufentgegennehmer brauchen klare Instruktionen für das, was sie sagen sollen. Und sie brauchen Arbeitsbedingungen, die konzentriertes, kompetentes Telefonieren ermöglichen. Wenn es den Mitarbeitern einer Beratungsstelle gelingt, ihre wichtige telefonische Vorbereitungsarbeit diesen Erfordernissen entsprechend zu organisieren, dann können die Qualität und Effektivität der Beratung erheblich gesteigert und die Warteliste reduziert werden. Die Zufriedenheit mit der Arbeit einer Beratungsstelle steigt. Das tägliche Telefonieren ist eines der zentralen »Marketing«-Instrumente einer Beratungsstelle und kann in hohem Ausmaß helfen, die Finanzierung zu sichern. Wenn die telefonische Arbeit effektiv und gezielt gemacht wird, dann kann und sollte sie auch im Jahresbericht als wichtige Leistung beschrieben werden. Ich habe großen Respekt vor den Mitarbeitern der Beratungsstellen, denen es gelungen ist, trotz des großen Drucks aufgrund der Anmeldungen und der langen Warteliste sich die Räume zu schaffen, die nötig sind, um das Telefonieren zu optimieren. In manchen Beratungsstellen gibt es allerdings rund ums Telefon noch ein großes Entwicklungspotenzial.

Die gute telefonische Vorbereitung eines schon im Telefonat sehr präsenten und aufmerksam engagierten Beraters führt zu den beschriebenen positiven Effekten (Klärung der Ziele, Besserungen etc.) und fördert die Erwartung, dass der Berater auch in der Sitzung präsent und aufmerksam engagiert sein wird. Kollegen, die die Mutter mit ihrem Kind, die Familie oder das Paar erst einmal ein paar Sitzungen auf sich wirken lassen, um allmählich warm zu werden, bevor sie konstruktiv intervenieren, sollten das schon am Telefon ankündigen (lassen), damit sich der Anrufer darauf einstellen kann.

Es gibt bei vielen Menschen in helfenden Berufen die Vorstellung, dass man nur dann gute beraterische und therapeutische Arbeit mache, wenn man in direkten persönlichen Gesprächen auf der Basis der dadurch entstehenden persönlichen

Beziehung arbeite. Die gute Beziehung zum Klienten bzw. Patienten kann aber noch erheblich intensiviert werden, wenn man erkennt, dass die Beziehung bereits beim Vereinbaren eines Termins beginnt. Das achtsame Telefonieren ist zentraler Teil einer guten Beziehungsarbeit.

Sekretärinnen von Beratungsstellen können stundenlang davon berichten, wie viele Menschen es gibt, die im Schutz der beim Telefonieren gegebenen Distanz und dank der Unverbindlichkeit und partiellen Anonymität besonders offen, aufgeschlossen, verbindlich, ehrlich und der Gesprächspartnerin »nah« sein können. Durch telefonische Beratung, die von einer Beratungsstelle angeboten wird, kann man Menschen erreichen, die sich mit dem direkten persönlichen Kontakt nicht so wohl fühlen und ihn eher meiden. In nur geringem Umfang wird außerhalb der belastenden Konnotationen von »Telefonseelsorge« den Fähigkeiten der Menschen entsprochen, die besonders von einem telefonischen Beratungsangebot profitieren können. Manche Probleme lassen sich durch eine gute telefonische Beratung so weit klären, dass keine weitere persönliche Beratung nötig ist. Und bisweilen können unnötige und tendenziell eher problemverschärfende Therapieanliegen schon am Telefon verhindert werden. Die Beispiele ab Seite 134 ff. zeigen, in welch hohem Ausmaß manche Menschen beim Vereinbaren eines Termins für telefonische Beratung offen sind und von ihr profitieren können.

6.3 Termine zur Schwangerschaftskonfliktberatung

Die Schwangerschaftskonfliktberatung läuft ohne Vorinformationen aus Sicht der ungewollt schwanger gewordenen Frauen oft so ab, dass sie während des Gesprächs bangen, ob sie die »Genehmigung« zum Abbruch bekommen oder nicht. Viele Frauen sind nicht eingestellt auf eine Beratung im Sinne des

Schwangerschaftskonfliktgesetzes, das eine Beratung anstrebt, die durch Rat und Hilfe dazu beitragen soll, »die in Zusammenhang mit der Schwangerschaft bestehende Konfliktlage zu bewältigen und einer Notlage abzuhelfen« (§ 219). Die vorgeschriebene Schwangerschaftskonfliktberatung soll den Frauen eigentlich »helfen, eine verantwortliche und gewissenhafte Entscheidung zu treffen« (ebd.). Die vor einem Schwangerschaftsabbruch vorgeschriebene Beratung ist aus Sicht der betroffenen Frauen oft überlagert von der Frage: »Wie geht es jetzt weiter? Bekomme ich die ›Genehmigung‹ zum Abbruch, oder gibt es damit Schwierigkeiten (was schlimm für mich wäre, da ich derzeit Schwierigkeiten schon im Übermaß habe)«. Diese Frauen sind sehr erleichtert, wenn sich im Gespräch herausstellt, dass sie diese »Genehmigung« in jedem Fall bekommen. Dann ist das Gespräch im positiven Sinne für sie »gelaufen«. Danach könnte die eigentliche Beratung sich anschließen, wofür dann aber meist keine Zeit mehr bleibt. Im Rahmen der Schwangerschaftskonfliktberatung lassen sich vergleichsweise einfach die wichtigen Vorinformationen schon vor dem Gespräch geben. Das kann am Telefon bei der Terminvereinbarung geleistet werden, indem die Sekretärinnen bzw. Verwaltungsmitarbeiterinnen anhand einer Checkliste informieren. Für die Rat suchenden Frauen, die einen Termin zur Schwangerschaftskonfliktberatung vereinbaren, können folgende Informationen eine Hilfe sein:

- Der Berater bzw. die Beraterin nimmt sich für ein solches Gespräch 45 bis 60 Minuten Zeit.
- Dieses Beratungsgespräch ist *kostenlos*.
- Die Beratung ist ergebnisoffen und ermutigend.
- Ihre freie, gut überlegte Entscheidung soll durch das Gespräch gefördert werden. *Nach der Beratung bekommen Sie auf jeden Fall und unabhängig von der Meinung des Beraters bzw. der Beraterin eine Bescheinigung*, mit der Sie nach frühestens drei Tagen (das ist die gesetzlich vorgeschriebene

Frist) einen Schwangerschaftsabbruch durchführen lassen können.

- Die Berater stehen unter *Schweigepflicht* und dürfen niemandem (auch nicht Ehe- oder Lebenspartnern oder Familienangehörigen) etwas von dem Beratungsgespräch mitteilen. Auf Wunsch können Sie anonym bleiben.
- *Die Berater sind Experten für fundierte Informationen* darüber, welche Hilfen und Unterstützungsmöglichkeiten (Geld, Sachmittel, personelle Hilfen) es für werdende Mütter gibt.
- Die Beraterinnen wissen, wie man einen Schwangerschaftsabbruch finanzieren und durchführen lassen kann und auch wie lange – nämlich bis maximal zur 12. Woche nach Empfängnis (nicht nach Ausbleiben der Regel).
- Die Berater sind sehr erfahren und haben ein großes Einfühlungsvermögen. Sie sind speziell darin ausgebildet, *verständnisvolle Hilfe und Unterstützung* bei der Klärung der Frage anzubieten: Will ich mich für oder gegen die Schwangerschaft entscheiden?
- Zur Ausstellung des Beratungsscheines, der Voraussetzung für einen Schwangerschaftsabbruch ist, müssen Sie *Personalausweis oder Pass mitbringen.*
- Die Beratung ist *unabhängig von der Konfession.* Sie können jedweden oder gar keines religiösen Glaubens sein (evangelisch, katholisch, atheistisch, mohammedanisch, hinduistisch usw.).
- Zur Beratung können Sie eine oder mehrere Personen Ihres Vertrauens mitbringen (z. B. Partner, Freund, Verwandte).
- Die Beraterinnen sind auch speziell ausgebildet, bei Geld-, Partnerschafts- oder anderen Problemen (z. B. im Beruf oder mit Verwandten) kompetente Beratung anzubieten oder über Verhütung zu informieren.
- Die Beratung muss nicht auf ein Gespräch beschränkt sein, *weitere kostenlose Beratungstermine sind auf Wunsch möglich.*
- Weitere Informationen sind in einem Faltblatt enthalten, das in Beratungsstellen und bei Gynäkologinnen ausliegt.

- Damit ein Berater bzw. eine Beraterin sich ausreichend Zeit nehmen und sich ungestört Ihnen, Ihrem Anliegen und Ihrer Sicht der Dinge widmen kann, *ist es nötig, den Beratungstermin telefonisch oder persönlich zu vereinbaren.* Aus diesem Grunde ist es leider nicht möglich, unangemeldet zur Beratung zu kommen. Es hat sich bewährt, wenn die Rat Suchenden den Beratungstermins selbst vereinbaren.

Eine an Bedeutungen zunehmende Hilfe kann hier auch die Homepage der Beratungsstelle im Internet sein. Alle diese Informationen kann man (natürlich in Abstimmung mit dem Träger) auch dort zugänglich machen. Dabei lohnt sich die Mühe, diese Informationen in möglichst viele Sprachen übersetzen zu lassen, da die Beratung von Frauen mit geringen Deutschkenntnissen in der Regel schon schwierig genug ist. Einen großen Einfluss auf den Nutzen der Schwangerschaftskonfliktberatung haben auch die gynäkologischen Praxen, von denen viele Frauen in die Schwangerschaftskonfliktberatung empfohlen werden. Das Erstellen und Auslegen von Informationsblättern für die gynäkologischen Praxen der Region kann eine große Erleichterung für die Beratung sein und dazu beitragen, dass Frauen nicht mehr in erster Linie einen Informationsbedarf haben, sondern bezüglich ihrer schwierigen Entscheidungen wirklich beraten werden wollen und können.

Die Mitarbeiter von Beratungsstellen, die den Frauen die obigen Informationen schon vor dem Beratungsgespräch zugänglich machen, berichten, dass die Erleichterung über den Erhalt der »Genehmigung« bereits am Telefon oder beim Anklicken der entsprechenden Seite auf der Homepage der Beratungsstelle eintritt. So werden vielen Frauen schlaflose Nächte erspart. Die Beratungen verlaufen insgesamt sehr viel entspannter und konzentrieren sich auf die vom Gesetz geforderte »ergebnisoffene« und »ermutigende« Hilfe.

6.4 »Psychologische Gespräche«, »Beratung« oder »Therapie« im Rahmen von Kliniken

Ein großer Teil der Energien und Kompetenzen der Kollegen, die im Rahmen von Kliniken Gespräche anbieten, wird dadurch absorbiert und blockiert, dass die Patienten mit »falschen« Erwartungen zu ihnen kommen. Besonders krasse Beispiele hierfür sind Patienten, die zum Gespräch mit der Psychologin geschickt werden mit den »Indikationen«:

- mit der Behandlung unzufrieden, »droht, sich zu beschweren«
- Unterstützung wegen der Ablehnung eines Rentenbegehrens
- »schwierig auf der Station«
- »schwierige Verständigung wegen unzureichender Deutschkenntnisse«.

Auch die von den Ärzten gut gemeinte Empfehlung »Ich glaube, Sie sollten mal mit unserer Psychologin sprechen« wird von den Patienten oft missverstanden als »Der denkt wohl, ich habe einen an der Klatsche«. Ein solcher Überweisungskontext erschwert ein konstruktives Gespräch und macht es manchmal sogar gänzlich unmöglich.

In Kliniken arbeitende Kollegen tun gut daran, die Sisyphus-Mühen für einen günstigen »Vorlauf« als äußerst wichtigen Teil ihrer Arbeit ernst und wichtig zu nehmen. Vor allem lohnt es sich, die Ärzte darüber zu informieren, welch große Hilfe es ist, wenn sie die Patienten nicht an sie »überweisen«, sondern an sie »empfehlen« und das auf eine konstruktive Art und Weise tun. Ärzte sind meist sehr aufgeschlossen, wenn man sie darüber informiert, wie sie eine Empfehlung für ein Gespräch mit der Psychologin so lege artis aussprechen können, dass ein gutes Ergebnis vorbereitet wird. Dies erfordert vonseiten der Psychologen, dass sie – vor allem bei der hohen Fluktuation der Assistenzärzte – immer wieder erklären, wie für sie eine optimale Empfehlung für ein Gespräch formuliert werden kann. Auch lohnt es sich, den Ärzten zu danken, wenn sie ein gutes kommunikatives »Händchen« bei der Empfehlung hatten und der Patient dadurch mit der »richtigen« Einstellung zum Gespräch kam. Das ist für alle Beteiligten in der Regel angenehmer als die Rückmeldungen, die nötig sind, wenn in einem Patienten ungünstige, »falsche« Erwartungen geweckt wurden. In der Supervision eines Psychologenteams einer Rehaklinik haben wir folgendes Informationsblatt erarbeitet, das Ärzten Formulierungshilfen für diese Empfehlung geben soll:

Anregungen dafür, wie man Patienten und Patientinnen Gespräche mit Psychologen bzw. Psychologinnen empfehlen kann

> Immer mehr Patienten und Patientinnen sind besonders gut vorbereitet und motiviert für unsere psychologische Arbeit zu uns gekommen. Dadurch wurde in großem Ausmaß ein gutes Ergebnis und der Erfolg unserer psychologischen Bemühungen bewirkt. Durch ihre Rückmeldungen haben wir erfahren, dass sie für unsere psychologische Arbeit in erster Linie durch folgende ärztliche Formulierungen mit den richtigen Erwartungen und Einstellungen vorbereitet wurden. Wir und die Patientinnen danken Ihnen, dass Sie diese Formulierungen verwenden:

- »Was halten Sie davon, mit etwas mehr Zeit über … (dieses Problem) mit einer Fachfrau oder einem Fachmann zu sprechen?«
- »Vielleicht würde es Ihnen helfen, sich mithilfe von Gesprächen zu entlasten?«
- »Ich würde Ihnen empfehlen, sich fachkundige Hilfe zu gönnen, damit Sie noch schneller Wege finden, um mit diesem Problem besser zurechtzukommen. Was meinen Sie?«
- »Wie wäre es, sich bei Ihren seelischen und körperlichen Belastungen fachliche Unterstützung zu holen?«

- »Wenn man sich so wie Sie ärgern muss(te) und enttäuscht wurde, dann ist es doppelt schwierig, mit Krankheit und Schmerzen umzugehen. Ich empfehle Ihnen für Ihre schwierige Situation ein ausführliches Gespräch mit einem Fachmann oder einer Fachfrau zu diesen Dingen.«
- »Ich glaube, Sie würden von psychologischen Methoden der Schmerzbeeinflussung (viel) profitieren können. Für Gespräche stehen unsere Psychologen zur Verfügung.«

Kontraindikationen für eine psychologische Behandlung sind:

sehr schlechte Deutschkenntnisse
starke Schwerhörigkeit
Rentenbegehren und Versorgungswünsche im Vordergrund

Gut geeignet sind Patienten und Patientinnen die bereits vor Beginn der Gespräche ein Anliegen oder ein Ziel formulieren können und einen Änderungswunsch äußern.

Vielen Dank, dass Sie auf diese Weise die Voraussetzungen für unsere Arbeit schaffen und die Wirksamkeit und Nützlichkeit unserer Gespräche erheblich verbessern!

Ihre Psychologen und Psychologinnen

Eine ausführlichere Darstellung dessen, wie man stationäre Psychotherapie optimal vorbereiten kann, finden Sie in diesem Buch in dem Beitrag von Gunther Schmidt (S. 147 ff.).

6.5 Informierung über Briefe, Broschüren, Internet

Diese Medien können durchaus helfen Telefonzeiten und Telefongespräche zu sparen und Informationen zugänglich zu machen, die für einen Anrufer vor einem Gespräch wichtig sind. Im Diskussionsforum unter www.meg-frankfurt.de werde ich gerne darauf hinweisen, wo und wie das mit Briefen, Broschüren oder informativ gestalteten Internetauftritten gut gelungen ist. Bitte schreiben Sie mir (E-Mail-, Fax-, und Postadresse im Anhang auf S. 186), wenn Sie mich auf etwas in dieser Hinsicht

Bemerkenswertes aufmerksam machen können. Mit Briefen, Broschüren oder übers Internet lässt sich allerdings nicht die Erfahrung schaffen, die ein persönlichen Telefongespräch vermittelt.

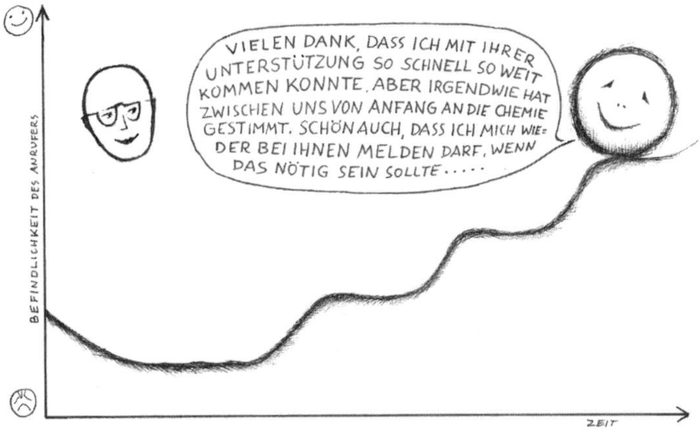

BEFINDLICHKEIT DES ANRUFERS
VIELEN DANK, DASS ICH MIT IHRER UNTERSTÜTZUNG SO SCHNELL SO WEIT KOMMEN KONNTE. ABER IRGENDWIE HAT ZWISCHEN UNS VON ANFANG AN DIE CHEMIE GESTIMMT. SCHÖN AUCH, DASS ICH MICH WIE= DER BEI IHNEN MELDEN DARF, WENN DAS NÖTIG SEIN SOLLTE.....
ZEIT

Abb. 9: Am Ende einer gut vorbereiteten Beratung/Therapie …

7. Beispiele

Die folgenden Beispiele veranschaulichen, wie offen Menschen für neue Orientierungen sind, wenn sie einen Termin für eine Beratung oder Therapie ausmachen. Die Beispiele zeigen auch, wie diese Offenheit genutzt werden kann für sehr effektive telefonische Kurzberatung und zur Verhinderung von unsinnigen Therapien.

Hypnotherapie zur Gewichtsabnahme

Die Anruferin will eine Sitzung oder mehrere Sitzungen Hypnotherapie bei mir. Eine Freundin habe sie an mich empfohlen. Auf die Frage, was Ihr Anliegen bzw. Ihr Ziel sei, schildert sie, dass sie Feldenkraislehrerin sei und zwei Kinder im Alter von vier und acht Jahren habe. Und sie habe ihr Gewicht in der Vergangenheit eigentlich so leidlich kontrollieren können, habe in den letzten Monaten aber sehr zugenommen, das Gewicht nun aber durch eine Fastenkur wieder herunterbekommen. Sie merke, dass sie unnötig viel esse, wenn sie müde oder nervös und nicht in ihrer Mitte sei. Und das mache sie dick.

Ich: »Sodass Sie Wege finden wollen, mehr in Ihrer Mitte zu sein, und für diese Situationen, wo sie müde oder nervös sind, andere Möglichkeiten finden wollen, als zu essen …« (offene, verständnisvolle Zielformulierung, die sich an den Vorgaben der Anruferin orientiert).

Sie: »Ja, da habe ich auch schon etwas gefunden, gestern bin ich zum Beispiel einfach für zwei Minuten rausgegangen und habe Gymnastik gemacht, und dann war das auch gut. Und das möchte ich, dass das im Unbewussten verankert wird, sodass ich das automatisch mache.«

Ich: »Wenn Sie wollen, dass Sie automatisch dann, wenn Sie müde sind, sich zwei Minuten mit Gymnastik in der frischen Luft bewegen, und Sie noch keine unbewusste Verknüpfung zwischen Müdigkeit und ›Frische-Luft-Gymnastik‹ haben, dann empfehle ich Ihnen, einen Zettel an Ihren Kühlschrank oder den Ort zu kleben, wo Sie das Essen herholen, und sich mit diesem Zettel daran zu erinnern, dass Sie lieber rausgehen und zwei Minuten Gymnastik machen sollten. Und je mehr Sie das dann auch machen, umso mehr wird Müdigkeit automatisch mit Frische-Luft-Gymnastik verknüpft. Außerdem werden Sie dann noch andere Möglichkeiten finden.«

Sie: »Sie meinen, dass dann eine Hypnose unnötig ist?«

Ich: »Ja, allerdings programmieren Sie Müdigkeit auch am Tag vorher durch den Zeitpunkt, wann Sie ins Bett gehen, genauer gesagt, durch den Zeitpunkt, wann Sie im Bett liegen und auch schlafen.«

Sie: »Ja, das habe ich auch schon gemerkt.«

Ich: »Wenn Sie relativ früh ins Bett gehen bzw. vor allem auch früh im Bett sind und dann schlafen, dann sind Sie am nächsten Tag nicht so müde und müssen diese Müdigkeit dann auch nicht so sehr durch Essen bekämpfen.«

Sie: »Das stimmt, das ist mir auch aufgefallen.«

Ich: »Machen Sie also diesen Zettel an den Kühlschrank, hängen den auch ab und zu um, damit Sie ihn auch noch wahrnehmen, achten Sie darauf, frühzeitig ins Bett zu gehen, und achten Sie auf die Dinge, die Ihnen noch auffallen als Alternativen zum Essen, da wird Ihnen in der nächsten Zeit noch einiges deutlich werden.«

Sie: »Vielen Dank für Ihre Zeit.«

Ich: »Und rufen Sie mich in ein paar Wochen wieder an und schildern mir, wie Sie mit dem klarkommen, was wir entwickelt haben und was Ihnen bis dahin noch aufgefallen ist.«

Dauer dieses Gesprächs: maximal ca. 10 Minuten. Sie hat mich nicht mehr angerufen. Mehr als zwei Jahre später rief ich sie während der Arbeit zu diesem Buch wieder an, um zu hören, was sie mit unserem Telefonat hat anfangen können. Sie berichtet, dass sie sich keinen Zettel an den Kühlschrank gemacht, sondern die Empfehlungen aus unserem Telefonat in ihre tägliche Meditationspraxis integriert habe. Dadurch habe sie ihr Gewicht gut kontrollieren können. Sie sei mit unserem Telefonat in jeder Hinsicht zufrieden und sehr angetan davon gewesen, dass wir auf diesem Wege etwas gefunden haben, was ihre Fähigkeiten berücksichtigt habe, das Problem erfolgreich zu lösen.

Beispiele dafür, wie eher problemverschärfende Therapie schon am Telefon verhindert werden kann

Hier gilt es klarzustellen: Es dreht sich *nicht* darum, dem Anrufer den Wunsch auszureden, dass er Therapie will und bekommt. Ich möchte mit diesen Beispielen sensibilisieren für selber problematische Problemdefinitionen und für Therapiewünsche, deren Erfüllung eher zu einer Verschärfung der Probleme führen würde. Die Beispiele lassen erahnen, was Anrufer und Berater bzw. Therapeut erspart wird, wenn man schon am Telefon diese eher problemverschärfenden Therapiewünsche identifiziert und konstruktiv mit ihnen umgeht.

Lehrerin mit der Bitte um Therapie für ein Kind, das in der Schule aus Angst vor Erröten nicht mehr spricht

Eine Lehrerin ruft mich an, sie habe über eine Bekannte von den guten Fortbildungen gehört, die wir im Bereich Hypnose und Psychotherapie machen. Sie wolle wissen, ob Sie einen Therapietermin für eine ihrer 13-jährigen Schülerinnen vereinbaren könne. Ich frage, was denn das Ziel einer eventuellen Psychotherapie sei. Die Lehrerin schildert, dass die Schülerin erst seit ungefähr drei Monaten in der Klasse sei. Bei der Schülerin sei ihr aufgefallen, dass sie während des Unterrichts gar nicht und sonst sehr wenig spricht. Am Anfang habe sie das als Eingewöhnungsschüchternheit gewertet, nach ca. sechs Wochen das Mädchen auf ihre Schweigsamkeit hin angesprochen und daraufhin erfahren, dass das Mädchen sehr unter einer großen Angst zu erröten litt. Und da sei Hypnosetherapie nach Berichten ihrer Bekannten wohl ein gutes Mittel.

Ich frage die Lehrerin, wie sie denn damit umgegangen sei, als sie gehört habe, dass diese Schülerin aus Angst vor dem Erröten den Mund nicht aufmache. Sie antwortet: Zunächst sei sie sehr berührt gewesen von dem Vertrauen, das diese Schülerin ihr entgegengebracht habe, als sie ihr das Problem gestanden habe. Sie habe daraufhin erzählt, dass es ihr früher auch öfter so gegangen sei, dass sie gedacht habe: »Au, hoffentlich werde ich jetzt nicht rot …« Und da das ja wohl ein Problem für Jugendliche in dem Alter ihrer Schülerinnen sei, habe sie das in einer Schulstunde zum Thema gemacht. Da habe sich herausgestellt, dass auch noch andere Mädchen zeitweise unter der Angst vor dem Erröten litten. Das sei schon ein erstaunlich offenes Gespräch gewesen … Seither sei das mit der Schülerin schon deutlich besser geworden, sie würde jetzt ab und zu was sagen und sich bemühen, mündlich mitzuarbeiten. Aber jetzt müsse da ein Fachmann dran, und sie sei froh, dass sie von mir erfahren habe und die Eltern des Mädchens die Kostenübernahme zugesagt hätten.

Ich bringe zum Ausdruck, dass ich mir zu meiner Schulzeit so eine Lehrerin wie sie gewünscht hätte, die sich verständnisvoll für die Sorgen und Nöte ihrer Schüler interessiert, die sie von sich aus anspricht, wenn sie irgendwie blockiert sind, auch die emotionalen Themen aufgreift und einbringt, Eltern anruft etc. … Und die damit auch erfolgreich ist und ihren Schülern weiterhilft, so wie dieser Schülerin, die jetzt nach ihren ganzen Bemühungen anders als vorher ab und zu den Mund aufmacht und sich anstrengt, mündlich mitzuarbeiten. Aus meiner Sicht wäre es jetzt weder sinnvoll noch nötig, in diesem Fall zusätzlich zu allem, was sie schon Gutes gemacht habe, noch psychotherapeutisch zu intervenieren. Im Gegenteil: Erröten würde zu einem großen Teil auch dadurch überwunden werden, dass man es als ein normales menschliches Reagieren erkennt und definiert und dann nicht weiter beachtet. Und wenn man jetzt versuche, mit Hypnotherapie noch weiter wegzukriegen, was allmählich aufmerksamkeitsmäßig quasi natürlich ausgehungert würde, dann würde man genau das Falsche machen, nämlich wieder die Lupe der Aufmerksamkeit auf etwas richten, das eigentlich nicht weiter beachtet werden sollte.

Die Lehrerin daraufhin: »Ja, meinen Sie wirklich? Die Eltern würden das aber auch zahlen …« Ich bekräftige erneut, dass und warum ich wirklich meine, dass »Therapie« in keiner Form hier jetzt angesagt sei, zumal ihre Maßnahmen ja gegriffen hätten. Und das wäre durch eine Therapie eher in Gefahr, wieder verloren zu gehen. Ich empfehle, die Dinge einfach weiter so laufen zu lassen, zurückhaltend zu beobachten und mich in zwei bis drei Monaten wieder anzurufen.

Nach drei Monaten werde ich von der Lehrerin erneut angerufen, die mir – noch immer etwas erstaunt – berichtet, dass sich die mündliche Mitarbeit der Schülerin weiter stabilisiert und sie ihren Platz in der Klasse gefunden habe.

Anruferin mit der Bitte um Therapietermin für ihren Sohn, der unter Flugangst leidet

Eine Frau ruft an und bittet um einen Termin für ihren Sohn, der unter Flugangst leide. Der Hintergrund sei, dass sie einen längeren USA-Urlaub geplant hatten, der 14-jährige Sohn nur so halb mitwollte, da er lieber zu Hause mit Freunden hätte zusammen sein wollen, um mit denen noch eine schöne Zeit zu haben und sich von ihnen zu verabschieden, weil die dann für ein Jahr ins Ausland gingen. Und als sie ins Flugzeug steigen wollten, habe ihr Sohn gestreikt, so eine Art Angstanfall bekommen, und sie hätten den Urlaub nicht antreten können. Ihr Sohn wirke jetzt so, als habe er noch immer so eine untergründige Angst. Sie denke, er müsse jetzt mal was gegen seine Flugangst tun.

Ich sage, dass man zwar davon ausgehen könne, dass ihr Sohn unter Flugangst gelitten habe und noch leide, man könne aber auch denken, dass ihr Sohn einfach nicht entschieden war, in seiner Situation mit in den USA-Urlaub zu fliegen, sondern lieber zu Hause bleiben wollte.

Sie daraufhin: »Aber mein Sohn hat jetzt mit gegenüber doch so ein schlechtes Gewissen …«

Ich: »Das würde ich ihm auch empfehlen, denn ich weiß nicht, was ihm blühen würde, wenn er sagen würde: ›Ich habe mich mit meinen Interessen durchgesetzt, und das war auch richtig so.‹ Da würden Sie doch ziemliche Buße dafür fordern, dass er sich so rücksichtslos durchgesetzt hat.«

Wir diskutieren daraufhin noch ein wenig die beiden Konzepte »Flugangst« und »Zu Hause bleiben wollen und sich durchsetzen«, wobei ich deutlich mache, dass und warum das Konzept »Zu Hause bleiben wollen und sich durchsetzen« mir plausibler erscheint. Eine Therapie gegen »Flugangst« könne ich im Falle ihres Sohnes nicht als so sinnvoll ansehen. Ich kann die Anruferin vom Unsinn einer Therapie gegen »Flugangst« überzeugen.

Eineinhalb Jahre später erinnere ich mich an dieses Telefonat aus Anlass des Schreibens dieses Buches und rufe sie an. Sie ist sehr davon angetan, dass ich mich noch erinnere und nachfrage. Ich hätte ihr mit dem Telefonat sehr geholfen. Ihr Sohn sei im Herbst mit einem Freund alleine nach London geflogen, weil er dort unbedingt Freunde treffen wollte. Und das habe bestens geklappt, und Flugangst sei kein Thema gewesen.

Anruferin mit der Bitte um eine Therapie für ihre traumatisierte Adoptivtochter

Eine Frau ruft an und fragt, ob ich auch für Jugendliche Hypnose- und Traumatherapie anbieten würde. Ich bejahe das mit der Einschränkung, dass ich derzeit leider keine neue Klienten nehmen könne. Daraufhin fragt sie, ob ich in ihrem Fall nicht eine Ausnahme machen und ihrer 14-jährigen Adoptivtochter einen Termin geben könne. Die habe im Alter von dreieinhalb Jahren miterleben müssen, wie ihre Mutter ermordet worden sei. Nach diesem schrecklichen Ereignis habe sie dieses Mädchen bei sich aufgenommen, adoptiert und wie ihre eigene Tochter behandelt. Ihre Adoptivtochter sei allen gegenüber nett und zuvorkommend und komme mit allen eigentlich gut aus, sei in der Schule, im Freundes- und Bekanntenkreis ein geschätzter Mensch, nur ihr gegenüber verhalte sie sich unmöglich und sei auch nicht mehr erträglich. Sie sei nur frech, abweisend und halte sich an keinerlei Regeln und Zusagen. Und alle sagen, das liege an ihrem Trauma, sie, die Adoptivmutter, müsse halt ihr gegenüber besonders rücksichts- und verständnisvoll sein und sie bedingungslos lieben, damit die Tochter wisse, dass sie diese eigentlich unheilbare Wunde doch ein bisschen geheilt werden könne.

Ich sage daraufhin: »Und Ihre Adoptivtochter muss mit 14 Jahren auch rücksichtsvoll Ihnen gegenüber sein und sich an grundlegende Regeln des Zusammenlebens halten, sonst geht das nicht.«

Sie: »Sie sind der Erste, der das sagt. Alle sagen immer nur, ich müsse noch rücksichtsvoller und nachsichtiger sein, aber ich kann nicht mehr … und niemand glaubt mir, wenn ich erzähle, wie sie sich zu Hause aufführt und mit mir umgeht. Ich kann ihnen gar nicht sagen, was sich da für Szenen abspielen. Sie schreit mich im unglaublichsten Ton an, ist nur abweisend und vorwurfsvoll, neulich hat sie mich sogar geschlagen …«

Ich: »Und alle verstehen Ihre arme traumatisierte Tochter. Die Adoptivmutter, der durch die Vorstellung dieses Traumas die Hände gebunden sind, Ihrer Adoptivtochter sinnvolle Konsequenzen für asoziales Verhalten angedeihen zu lassen, versteht niemand. Wenn mein Sohn mit 14 sich so aufführen würde wie Ihre Tochter, dann würde ich sagen: ›Ich gebe auf. Ich kann mit dir leider keinen Weg des Zusammenlebens finden. Ich habe das in meiner Macht Stehende versucht. Ich möchte mir meine liebevollen Gefühle für dich nicht weiter kaputtmachen lassen. Du musst ausziehen, wenn es mir auch Leid tut. Lass uns für dich eine betreute Jugendwohnung finden.‹ Aus meiner Sicht braucht nicht Ihre Tochter Therapie, die scheint mit allen gut klarzukommen. Wer in dieser Situation Unterstützung braucht, sind Sie, die Sie sich von allen Seiten und der Vorstellung dieses schrecklichen Mordes daran haben hindern lassen, Ihre berechtigten Bedürfnisse nach gutem Umgang miteinander durchzusetzen. Und wenn das nicht mehr durchsetzbar ist, brauchen Sie Rückenstärkung für das Schaffen einer getrennten Wohnsituation.«

Sie daraufhin: »Ja, aber finden Sie mal jemanden, der das so sieht! Alle sind völlig verständnislos, wenn ich denen erzähle, was bei uns zu Hause abgeht. Und insgeheim schwingt da immer so ein Vorwurf mit, dass ich so hart sei, und das verunsichert mich dann …« Ich kann das gut verstehen und helfe ihr, jemanden zu finden, der sie auf der Basis des hier entwickelten Verständnisses der Situation unterstützt.

Anruferin wünscht Therapie wegen übergroßer Ängstlichkeit

Bei der Bitte um Informationen zu ihrem Therapieziel schildert die Anruferin, dass sie eine sehr seltene Krebsart habe, eine Fibromatose vom Desmoidtyp. Das sei ein gutartiger Krebs, der aber so groß werden könne, dass das dann Probleme machen könne. Außerdem sei ihre Erkrankung doch recht spät entdeckt worden, nämlich erst, nachdem sie ungefähr ein Jahr lang schon Symptome gespürt habe, aber vier Ärzte hätten die Krankheit halt nicht gleich entdeckt. Deswegen müsse sie bestrahlt werden. Und der Arzt habe ihr neulich bei der Bestrahlung eine Hypnotherapie empfohlen, weil sie immer so ängstlich sei. Mit den Bestrahlungen habe sie eigentlich keine Schwierigkeiten, aber sie sei ja schon immer, schon seit ihrer Kindheit, sehr ängstlich gewesen. Und sie habe schon immer starke Angst vor Krankheiten gehabt. Sie habe ein Buch, da stehe drin, dass Angst krank mache und dass manche Krebspatienten dadurch gesund geworden seien, dass sie erfolgreich ihre Angst therapiert hätten.

Ich stimme zu, dass einige, insgesamt aber sehr seltene »Spontanheilungen« von Krebserkrankungen bekannt seien, dass man aber nicht genau nicht wisse, wodurch diese Heilungen bewirkt wurden. Das würde zurzeit sehr intensiv erforscht und sei ein sehr wichtiges und vielversprechendes Forschungsgebiet, das aber bisher nicht viele verallgemeinerbare Ergebnisse erbracht habe. Je nach Krebsart seien in unterschiedlich hohem Ausmaß auch genetische Faktoren beteiligt, und es könne zwar sein, dass manche dieser seltenen Spontanheilungen durch Bekämpfung von Angst bewirkt worden seien, letztendlich wisse man das aber nicht genau.

In ihrem Fall hätte ich die Vermutung, dass sie es ihrer großen Ängstlichkeit zu verdanken habe, dass ihre Erkrankung gefunden wurde, nachdem vier Ärzte sie nicht entdeckt hatten. Ja, wegen ihrer Ängstlichkeit habe sie darum gebeten, mit einem Kernspin untersucht zu werden, vier Ärzte hätten das abgelehnt, ein mit ihr bekannter Arzt habe daraufhin ohne weitere Untersuchung diesen Kernspin angeordnet, und da sei die Krankheit dann gefunden worden. Sie habe aber bisher ihre Ängstlichkeit nicht als Motor für die Entdeckung ihrer Krankheit gesehen. Alle sagten doch immer, sie müsse ihre Angst bekämpfen, die sehr wahrscheinlich die Ursache für ihre Erkrankung sei, und das habe sie auch in diesem Buch gelesen.

Ich sage weiter, dass ich nur sicher wisse, dass aufgrund und dank ihrer großen Angst, die sich als berechtigt herausgestellt habe, ihre Erkrankung entgegen dem Übersehen von vier Ärzten entdeckt wurde und jetzt behandelt werden könne. Aus meiner Sicht müsse sie nicht weniger, sondern mehr Angst vor Krankheiten haben, da sie die Erfahrung gemacht habe, dass sie sich auf das Gesundheitsurteil von Ärzten nicht habe verlassen können.

Sie: »Das ist ja aber jetzt ganz anders, als ich bisher gedacht habe.«

Ich: »Die Klientin eines Kollegen war vor sechs Monaten beim Frauenarzt zur Krebsvorsorgeuntersuchung. Der sagte, sie sei gesund. Die Klientin bat trotzdem um eine Überweisung zur Röntgenuntersuchung. Der Arzt meinte, das sei doch nicht nötig, die letzte Untersuchung sei doch erst ungefähr ein Jahr her. Die Klientin sagte daraufhin, dass sie fast zwei Jahre her sei. Der Arzt sagte: ›Aber vor Ablauf von zwei Jahren zahlt die Krankenkasse die Mammografie nicht.‹ Die Klientin sagte, dass sie das dann halt selber bezahle. Sie habe sich entschieden, sich gründlich durchchecken zu lassen. Zwei Wochen später wurde sie an einem Mammacarcinom operiert.«

Die Anruferin meint daraufhin: Ja, so habe sie das noch nicht gesehen, aber es stimme ja. Und nach einigen Überlegungen fragt sie, ob sie sich trotzdem später, vielleicht in einem halben Jahr, noch mal melden dürfe. Ich sage, dass sie das gerne dürfe, vor allem wenn sie Unterstützung darin brauche, Ärzte nachhaltig auf die Suche nach Krankheiten zu schicken. Sie habe in der Vergangenheit ja möglicherweise die Ärzte dazu eingeladen, sie als übermäßig und unberechtigt krankheitsängstlich anzusehen mit der Folge, dass sie deswegen nicht gründlich genug untersucht wurde.

In einer telefonischen Nachbefragung gibt sie an, dass meine anfangs irritierende Sichtweise ihr sehr geholfen habe zu erkennen, dass bei ihr eigentlich im Großen und Ganzen doch alles einigermaßen in Ordnung sei.

Anruferin wünscht Psychotherapie mit Hypnose nach Brustkrebserkrankung

Eine Frau ruft an und bittet um einen Termin für Psychotherapie. Auf die Frage nach einem Stichwort zu ihrem Anliegen oder Ziel für die Psychotherapie berichtet sie: Sie sei vor einem Jahr an Brustkrebs erkrankt. Mittlerweile sei sie gut therapiert und aus Sicht ihrer Ärzte wieder gesund. Seit ihrer Erkrankung habe sie viel in ihrem Leben geändert und wolle jetzt noch eine Psychotherapie, am besten mit Hypnose, machen. Dafür sei sie zu mir empfohlen worden. Auf meine Frage, was sie in ihrem Leben seit der Erkrankung geändert habe, gibt sie an, dass sie sich bis zu ihrer Erkrankung durch die viele Arbeit in der Firma ihres Mannes und das Sorgen für ihre zwei Kinder lange Zeit überfordert habe. Inzwischen habe sie sehr viel über sich und ihr Leben nachgedacht. Sofort nach der Diagnose habe sie aufgehört zu rauchen. Dann habe sie sich mit Unterstützung ihres Mannes aus der Firma ganz rausgezogen. Sie habe behutsam angefangen, Sport zu machen, das tue ihr sehr gut, und sie habe jetzt insgesamt viel mehr Zeit – auch für Pausen und für geruhsame Zeit. Das gesamte Tempo sei ein anderes, das sei schon sehr schön – auch wieder mehr bzw. überhaupt Urlaub zu machen. Mit den Kindern sei es dadurch sehr anders, die ganze Stimmung zu Hause sei jetzt entspannter. Außerdem habe sie ihre Ernährung umgestellt und sehr verbessert. Als ihr Ziel für die Psychotherapie gibt sie an, dass eventuelle psychische Krankheitsursachen bearbeitet werden sollen.

Ich sage, wenn ihre Krebserkrankung nicht einfach Pech, sondern durch ihre ungesunde Lebensform mit bedingt gewesen sei, dann habe sie doch in allen wichtigen Bereichen die richtigen Konsequenzen gezogen: Sie habe aufgehört zu rauchen, mit Unterstützung ihres Mannes die übermäßige Belastung drastisch reduziert, habe ein geruhsameres Tempo gefunden, angefangen, Sport zu machen, ihre Ernährung umgestellt etc.

etc. Selbst wenn ihre Krebserkrankung durch »psychische Ursachen« mit bedingt gewesen sei, dann lebe sie doch jetzt in vielen Bereichen so, dass ihre Abwehrkräfte nicht mehr geschwächt, sondern gestärkt würden. Ich wüsste nicht so richtig, was da noch Psychotherapie solle. Jetzt gelte es, dass sie auf diesem richtigen (Lebens-)Weg bleibt, damit ihre Gesundheit weiter gefördert und ihr Immunsystem weiter gestärkt würden. Um sie darin zu unterstützen, könne man einige Sitzungen Gesundheitscoaching machen. Es sei allerdings bemerkenswert, wie weit sie aus sich heraus, durch eigenes Überdenken und Entscheiden, und auch durch Unterstützung ihres Mannes gekommen sei.

Die Anruferin ist irritiert von dieser Sichtweise. Gleichzeitig scheint sie erleichtert, dass von mir die »Psychotherapie mit Hypnose« nicht als notwendiges Pflichtprogramm angesehen wird, sondern im Vordergrund ihr weiterer guter Umgang mit sich und ihr Weitergehen auf ihrem guten, gesunden Weg steht. Wir vereinbaren, dass sie das noch einmal überdenkt und auch mit ihrem Mann bespricht und wir danach noch einmal miteinander telefonieren.

Bei diesem Telefonat sagt sie einige Wochen später, dass sie halt gedacht habe, sie müsse auch noch Psychotherapie machen, um sozusagen alles getan zu haben, damit sie keinen Rückfall bekomme und gesund bleibe, vielleicht sei es aber derzeit wirklich das Beste, sich darauf konzentrieren, all das weiter und noch mehr zu machen, was sie begonnen hat, für sich Gutes zu tun. Ob sie sich denn dann später an mich wenden dürfe, wenn sie es brauche? Ich bejahe das. Bisher hat sie nicht wieder angerufen.

Danach …

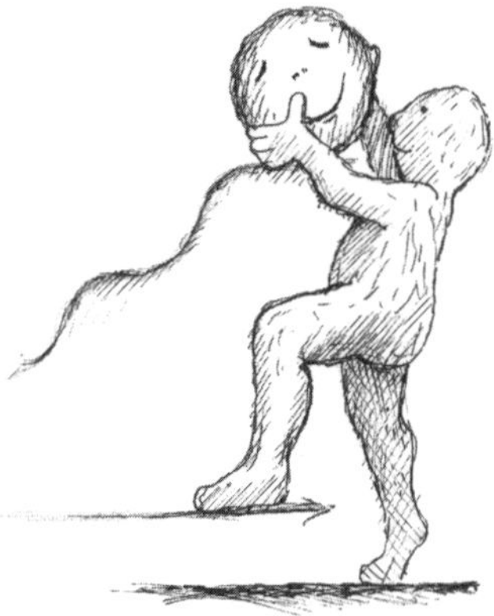

Oh, du mein Psüchlein, lass dich küssen! Ich hoff', du hast nicht leiden müssen! Naja, sieht jedenfalls da nicht nach aus … und nun komm runter, altes Haus!

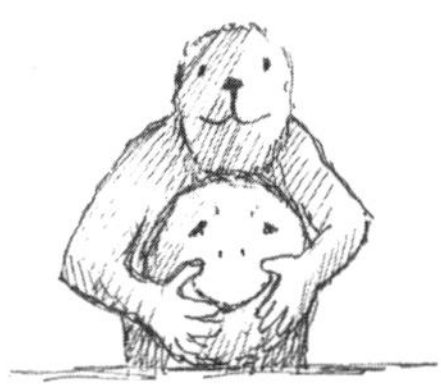

Ei, wie lächelt sie so friedlich! Ach, wie sind wir wieder glücklich!!

Literatur

Brehm, S. S., S. M. Kassin a. S. Fein (1999): Social Psychology. Boston/New York (Houghton Mifflin).

de Beauclair, G. (1987): Alles meint Anfang. Eisingen (Heiderhoff).

de Shazer, S., M. Weiner-Davis a. W. J. Gingerich (1987): Building on Pretreatment Change to Construct the Therapeutic Solution: An Exploratory Study. *Journal of Marital and Family Therapy* 13: 359–363.

Cheavens, J. S., T. M. Scott u. C. R. Snyder (2001): Hoffnung: Grundlage des gemeinsamen Faktors Placebo und Erwartung. In: B. L. Duncan, M. A. Hubble u. S. D. Miller (2001) (Hrsg.): So wirkt Psychotherapie. Empirische Ergebnisse und praktische Folgerungen. Dortmund (Modernes Lernen).

Duncan, B. L., M. A. Hubble u. S. D. Miller (2001) (Hrsg.): So wirkt Psychotherapie. Empirische Ergebnisse und praktische Folgerungen. Dortmund (Modernes Lernen).

Haley, J. (1990): Why Not Long Term Therapy? In: J. K. Zeig a. S. G. Gilligan (eds.): Brief Therapy. Myths, Methods and Metaphors. New York (Brunner & Mazel), S. 3–17.

Howard, K. I., S. M. Kopta, M. S. Krause a. D. E. Orlinsyky (1986): The dose-effect relationship in psychotherapy. *American Psychologist* 41 (2): 159–164.

Kirsch I. (1990): Changing Expectations: A Key to Effective Psychotherapy. Pacific Grove, CA (Brooks/Cole).

Kirsch, I. (ed.) (1999): How Expectancies Shape Experience. Washington, DC (American Psychological Association).

Kirsch, I. A., G. Mazzani (2006): Suggestion and the Power of Belief. New Haven, CT (Yale University Press).

Lawson, D. (1994): Identifying Pretreatment Change. *Journal of Counseling & Development* 72: 244–248.

Morrison, J. (2000): Der zweite Blick. Psychische Störungen als Symptome somatischer Krankheiten. Bern (Huber).

Prior, M. (1998): Wann und wie kann man einen Patienten an einen Psychotherapeuten empfehlen? *DGZH-Mitteilungen/Deutsche Zahnarztwoche* 29: 19 [Download über www.meg-frankfurt.de]

Prior, M. (2006): MiniMax-Interventionen. 15 minimale Interventionen mit maximaler Wirkung. Heidelberg (Carl-Auer), 6. Aufl.

Riemer, M. (2005): »Psycho« ist nicht versicherbar. *Psychotherapeut* 50: 367–371.

Rosenthal, R. u. L. Jacobsen (1983): Pygmalion im Klassenzimmer. Lehrererwartung und Intelligenzentwicklung der Schüler. Weinheim/Basel (Beltz).

Rossi, E. L. (Hrsg.) (1996): Gesammelte Schriften von Milton H. Erickson. Bd. 2: Über das Wesen der Suggestion. Heidelberg (Carl-Auer).

Watzlawick, P., J. H. Weakland u. R. Fisch (1974): Lösungen. Bern (Huber).

Stationäre Psychotherapie in einer psychosomatischen Klinik: Optimale Vorbereitung aus hypnosystemischer Sicht

Gunther Schmidt

1. Vorüberlegungen

Bei der Arbeit in und mit vielen stationären Psychotherapieeinrichtungen habe ich, ob selbst als Mitglied des Teams, ob als Supervisor, Team- oder Organisationsberater, den Eindruck gewonnen, dass diese sich oft als relativ eigenständige Idylle, quasi als eigene kleine Welt für sich selbst zelebrieren. Dazu gehört auch nicht selten die Haltung, dass die Menschen, die zu einer Therapie als PatientInnen (oder je nach Sprachregelung auch als KlientInnen, manchmal auch als »Gäste«) dahin kommen, sich auf diese Kultur einzustellen und ihre Regeln zu akzeptieren haben und dass sich die Angebote der Einrichtung auch fast selbst erklärend vermitteln würden. Wenn dann jemand vonseiten der PatientInnen die vorgegebenen Regeln hinterfragt oder gar übergeht, wird dies nach meiner Erfahrung auch immer noch sehr häufig als Ausdruck entweder z. B. der Störung des Klienten oder als infrage zu stellender pathologischer Widerstand interpretiert. Sehr selten wird es als wertvolle Information gewertet darüber, dass die Positionen zwischen den KooperationspartnerInnen (z. B. Klinikteam und KlientInnen) noch nicht differenziert abgeklärt sind oder dass die Kommunikation vonseiten der Einrichtung optimiert werden sollte.

Auch der jeweilige Verlauf einer stationären Zusammenarbeit wird fast immer so beschrieben, dass eventuelle Schwierigkeiten als Ausdruck der individuellen Dynamik der KlientInnen interpretiert werden (erfolgreiche Verläufe allerdings werden sehr viel häufiger als Ausdruck der guten Arbeit der Einrichtung beschrieben). Dies zeigt sich auch in der Art, wie die Entlassungsberichte, Arztbriefe etc. konzipiert werden.

Aus hypnosystemischer Sicht werden solche Prozesse anders aufgefasst. Aus diesem anderen Verständnis leiten sich dann auch einige sehr wesentliche Aufgaben ab, gerade darin, wie eine stationäre Therapie durch die Einrichtung selbst vorzubereiten ist. In diesem Beitrag will ich einige zentrale Aspekte dieser Aufgaben darlegen. Zunächst werde ich dafür kurz einige Basiskonzepte des hypnosystemischen Modells (für ausführlichere Darlegungen siehe z. B. Schmidt 2004, 2005) beschreiben. Dann werde ich konkrete praktische Maßnahmen beschreiben, die wir aus diesen Prämissen abgeleitet haben für eine optimale Vorbereitung und Rahmengestaltung eines stationären psychotherapeutischen Aufenthalts an der Abteilung *Systemisch-hypnotherapeutische Psychosomatik* der *Fachklinik am Hardberg* in Siedelsbrunn und an der *SysTelos-Klinik für Kompetenzentfaltung und Gesundheitsentwicklung* (früher in Bad Hersfeld und jetzt auch in Siedelsbrunn). Beide Einrichtungen arbeiten nach den hypnosystemischen Konzepten, die ich eigens dafür entwickelt habe. Die Abteilung *Systemisch-hypnotherapeutische Psychosomatik* der *Fachklinik am Hardberg* (ca. 70 Betten) arbeitet schon seit zehn Jahren mit sehr großem Erfolg damit (für Evaluationsstudien dazu siehe z. B. Herr 2002; Harfst, Kawski, Koch u. Schulz 2004), die Ergebnisse an der *SysTelos-Klinik* (die erst auf eineinhalb Jahre Erfahrung zurückblicken kann; ca. 20 Betten) sind ebenfalls sehr erfolgreich und ermutigend.

Wie unsere systematischen Beobachtungen und auch die vielen Rückmeldungen der KlientInnen und Ergebnisse von Interviews mit ihnen zeigen, ist ganz offensichtlich entscheidend für eine erfolgreiche Kooperation, dass

a) die Menschen sich als gleichrangige KooperationspartnerInnen gewürdigt fühlen,
b) eine schnelle, hilfreiche Kompetenzaktivierung und Lösungsgestaltung und
c) dann auch ein nachhaltig erfolgreicher Transfer in den Alltag stattfinden kann.

Dafür, dass dies mit größter Wahrscheinlichkeit gewährleistet werden kann, sind wieder entscheidend:

- wie die ersten Kontakte vonseiten der Klinik zu den potenziellen KlientInnen gebahnt werden,
- welche Vorinformationen in welchem Stil mit welchen Begegnungsritualen angeboten werden,
- die Art, wie die Menschen in der Einrichtung empfangen und mit dieser vertraut gemacht werden,
- und die Art, wie von Beginn an bedeutsam auf die Belange der jeweiligen BeziehungspartnerInnen und Beziehungssysteme (z. B. der Familie, PartnerInnen, aber auch Arbeitswelt etc.) fokussiert wird,
- aber auch z. B. die Art, wie die Kliniken sich mit den ZuweiserInnen und mit eventuellen KooperationspartnerInnen nach dem Aufenthalt vernetzt.

Zu diesen Punkten werde ich (hier natürlich in geraffter Form) einige entscheidende Aspekte beschreiben.

2. Erleben als Ausdruck von Aufmerksamkeitsfokussierung

Die Ergebnisse der modernen Hirnforschung (z. B. Damasio 1997, 2002, 2005; Hüther 1998, 1999, 2000, 2004; LeDoux 2001; Roth 1996, 1997, 2001, 2003; Spitzer 2000, 2002) und auch z. B. des Forschungsbereichs des so genannten Primings (z. B. Bargh et al. 1996; Bargh 2001) zeigen deutlich, dass menschliches Erleben grundsätzlich nie statisch abläuft, sondern in ganz entscheidender Weise davon abhängt, wohin die jeweilige Fokussierung von Aufmerksamkeit ausgerichtet wird, sowohl bewusst-willkürlich als auch vor allem unbewusst und unwillkürlich. Diese Fokussierung von Aufmerksamkeit wird dabei jeweils repräsentiert durch unsere Sinneskanäle (visuell, auditiv, kinästhetisch, olfaktorisch, gustatorisch). Werden Menschen z. B. eingeladen, sich über einige Zeit (etwa eine Stunde) fokal nur über einen Themenbereich zu unterhalten, wie z. B. »Was erlebe ich, wenn ich alte und gebrechliche Menschen irgendwo beobachte?«, dann bewegen sich diejenigen, die sich darüber unterhalten haben, nach Ende des Gesprächs darüber signifikant langsamer auf dem Weg aus dem Raum, in dem die Unterhaltung stattgefunden hat, bis zum nächsten Ausgang oder Aufzug als Vergleichsgruppen, die sich über andere Themen wie z. B. Erlebnisse beim Einkauf, Urlaub etc. unterhalten haben (Bargh et al. 1996). Oder: Wenn Versuchspersonen eine Anzahl von irgendwelchen sinnlosen Zeichen, die auf eine Leinwand projiziert werden, beobachten und dabei die eine Hälfte der Zeichen beobachten, während sie eine Hand in einer eher zuwendenden Art halten, werten sie diese Zeichen später in hoch signifikanter Weise als positiv. Wenn sie die andere Hälfte der Zeichen beobachten, verbunden mit einer eher abwehrenden Handhaltung, werden später diese Zeichen signifikant häufig als negativ bewertet.

Auch das nächtliche Träumen von Menschen weist in die gleiche Richtung. Träumt jemand auf übliche Art, wird jeweils der Inhalt dessen, was er dabei imaginiert, während des Träumens zur gelebten Wirklichkeit, nicht nur seelisch, auch die gesamten körperlichen Prozesse werden dementsprechend verändert. Bei Albträumen z. B. hat man höheren Blutdruck, Herzrasen, Schweißausbruch etc., selbst das Immunsystem wird nachweislich davon beeinflusst. Dabei stellen Träume nur eine spezifische Form von Imaginationen dar. Wird (auch spontan und unwillkürlich) während des Traums plötzlich eine angenehmere Episode imaginiert, verändert sch ohne jede Medikation oder Ähnliches sofort das gesamte Erleben, auch wieder die körperlichen Prozesse. Blutdruck, Puls, Hormonausschüttung etc. werden schnellstens verändert, wir er-leben wortwörtlich, was wir auf diese Art imaginieren. Dies ist jedenfalls dann immer der Fall, wenn wir uns als Beobachtende intensiv assoziieren, also keine mit etwas Abstand versehene Beobachtermetaposition erlauben.

Die kompetenzfokussierende hypnosystemische Arbeit orientiert sich an Prämissen, die genau diesen Erfahrungen entsprechen. Sowohl die Konzepte der systemischen als auch die der ericksonschen Hypnotherapie bieten vielfältige Instrumente dafür, systematisch und sehr gezielt jeweils die Fokussierung von Aufmerksamkeit so zu organisieren, dass in bestmöglicher Form zielwirksames Erleben aktiviert und unterstützt werden kann. Sie gehen dabei auch jeweils von der Annahme aus, dass auf unbewusster und unwillkürlicher Ebene praktisch alle wichtigen Potenziale an Kompetenzen für hilfreiche Lösungen, zumindest als Prozesskompetenz, gespeichert sind (was ja schon die schnellen Veränderungsmöglichkeiten während des Träumens beweisen). Wir *sind* als Menschen nicht so oder so, verallgemeinernde Eigenschaftsbeschreibungen werden dieser flexiblen Komplexität an menschlichen Potenzialen nicht im Mindesten gerecht. Wir er-zeugen und er-finden unser Er-leben jeweils immer von Moment zu Moment neu und können je nach Kontext und Fokussierungsrichtung sehr unterschiedliche Potenziale leben. Hypnotherapeutische und systemisch-lösungsfokussierende Ansätze zielen darauf ab, die hilfreichen unbewussten und unwillkürlichen Ressourcen mit den kognitiven in eine optimale Synergie zu bringen und dabei zu unterstützen, dass diese Synergiemuster in den gewünschten Kontexten nachhaltig wirksam aktiviert werden können.

3. Aufbau des Therapiesystems (Kybernetik 2. Ordnung)

Wenn jedes Erleben als ein Ergebnis von Aufmerksamkeitsfokussierung angesehen werden kann und dies ubiquitär abläuft, hat dies eminente Implikationen für den Aufbau der Kooperation mit KlientInnen, ambulant ebenso wie stationär. Wenn jemand zu einem stationären Aufenthalt in eine psychosomatische Klinik wie z. B. bei uns in der *Fachklinik am Hardberg* in Siedelsbrunn oder in die *SysTelos-Klinik* kommt, können wir uns nicht mehr (wie dies in der traditionelleren Psychotherapie die Regel ist) damit begnügen, ihn zu diagnostizieren oder uns an mitgebrachten Vordiagnosen zu orientieren. Denn aus der hier vertretenen Sicht *ist* der Klient nicht so oder so, schon gar nicht in generalisierbarer Weise. Je nachdem, wie der Kontext der Kooperation mit ihm und die kommunikativen Angebote z. B. der Therapeuten gestaltet werden, zeigt sich jemand dementsprechend unterschiedlich. Dies gilt für stationäre Settings noch wesentlich umfassender als für ambulante, denn während des stationären Aufenthalts bewegen sich die KlientInnen ja praktisch den ganzen Tag in diesem Kontext, der dadurch sehr einflussreich für ihr Erleben wird.

Der gesamte stationäre Aufenthalt muss verstanden werden als ein Mittel zum Zweck, er soll in bestmöglicher Weise den Zielen der KlientInnen dienen. In aller Regel drücken diese Ziele den Wunsch aus nach mehr Gesundheit und einer zufriedeneren, mit mehr Erfüllung und Glück einhergehenden Lebensgestaltung in ihren jeweiligen Lebenskontexten. Alles, was zu diesen Bereichen gehört, nenne ich das *Heimatsystem* der KlientInnen (Schmidt 2004, 2005).

Damit für dieses Heimatsystem aber in der stationären Therapie etwas Konstruktives entwickelt werden kann, muss das System der Zusammenarbeit zwischen KlientInnen und TherapeutInnen und am besten die ganze stationäre Umgebungssituation für beide Seiten zieldienlich optimiert werden. Das

System, welches sich auf diese Kooperationsprozesse bezieht, habe ich *Therapie- oder Beratungssystem* genannt. Das Beratungssystem schafft erst den konstruktiven Rahmen, wenn es entsprechend organisiert ist, damit hilfreiche Interventionen für das Heimatsystem gestaltet werden können. Es ist das System, in dem die – das System betrachtenden – TherapeutInnen selbst beteiligt sind, also das System, in dem der Beobachter des Systems selbst Teil des Systems ist und selbstrückbezüglich beobachtet (System der Kybernetik 2. Ordnung, vgl. von Foerster 1985, 1993). Wichtiger Teil der von diesen Beobachtern gemachten Beobachtungen sind die Interaktionen zwischen ihnen und den KlientInnen und eventuellen wichtigen Dritten. Die Art, wie das Therapiesystem aufgebaut wird, erweist sich in der Praxis als die entscheidende Grundintervention, die alle anderen Interventionsprozesse intensiv in ihrer Wirksamkeit beeinflusst. Dabei wiederum hat gerade der Beginn der Kooperation, auch schon die Phase der Vorbereitung auf den stationären Aufenthalt, entscheidende und weichenstellende Bedeutung.

Jede Therapie legitimiert sich ausschließlich dadurch, dass sie als erfolgreiches, zieldienliches Mittel für die Zwecke dient, für die sie in Anspruch genommen wird. Damit überhaupt möglich wird zu überprüfen, ob die Therapie als zieldienliches Mittel taugt, muss Klarheit herrschen über die Prüfkriterien, d. h. über die angestrebten Ziele. Ist diese Klarheit hergestellt, sollte jeder Schritt in der Therapie, d. h. jeder Inhalt und jede Art der Kommunikation, jede Art der Beziehungsgestaltung, jede Art und Richtung der Intervention etc., permanent darauf geprüft werden, ob und, wenn ja, wie er zieldienlich wirkt oder nicht, ob er notwendig dafür erscheint, das Ziel zu erreichen oder nicht. Aus den in Abschnitt 2 beschriebenen Erkenntnissen leitet sich ab, dass der gesamte Prozess der Kooperation in der Therapie aufgebaut sein soll als ein kontinuierliches und konsequentes Ritual der Aufmerksamkeitsfokussierung auf den Bereich des gewünschten Zielerlebens. Alle Aufmerksamkeit, alle

Beiträge sollten ausgerichtet werden auf die Ziele und die dafür hilfreichen Schritte, letztlich auf nichts anderes.

Das Beratungssystem muss deshalb auch aufgebaut werden als kompetenzfokussierend, würdigend, zieldienlich, Sinn ergebend, motivierend, als gleichrangige Kooperationspartnerschaft. Dies impliziert, dass:

a) die Sichtweisen, Wertesysteme und Erwartungen der KlientInnen achtungsvoll behandelt und als Ausdruck ihrer Kompetenz und ihrer berechtigten Bedürfnisse behandelt werden;
b) man miteinander nur an Zielen arbeitet, die mit den Mitteln der KlientInnen im (zeitlich begrenzten) Rahmen des stationären Aufenthalts auch erreichbar sind; dafür sollte auch systematisch an der Entwicklung dieser Zielvorstellungen und Visionen des Gewünschten gearbeitet werden, so sinnlich konkret als irgend möglich;
c) man konsequent und intensiv nicht nur wertschätzend und empathisch auf das Problemerleben der KlientInnen eingeht, sondern vor allem alle bisherigen Erfahrungen miteinander durchforscht auf Muster und Episoden hin von Kompetenz und von solchen Erlebnisprozessen, die denen entsprechen, die als Zielerleben angestrebt werden;
d) man, um Kompetenzerleben wahrnehmbar zu machen, die KlientInnen auch einladen sollte, das Bisherige, so leidvoll es auch gewesen sein mag, ebenfalls unter dem Aspekt anzuschauen, was daran Ausdruck von Kompetenz, Leistung (z. B. im Sinne von Loyalität für andere) und Nutzbarem sein könnte;
e) alle Angebote, Interventionen, Regelungen etc., die von den TherapeutInnen und der Klinik kommen, völlig transparent und plausibel gemacht werden müssen; motiviert für eine Kooperation wird jemand dann eher sein, wenn ihm die Angebote sinnvoll, plausibel und durchschaubar erscheinen; hier sind die TherapeutInnen in der »Bringschuld«, sie müssen erklären, weshalb und vor allem wofür sie etwas anbieten, die KlientInnen müssen als autonome KundInnen be-

handelt werden, die das Recht auf ganz transparente »Produktinformationen« haben.

Da ja KlientInnen üblicherweise in einen stationären Rahmen kommen, um etwas zu verändern, sollte beachtet werden, wie Veränderung in Therapien geschieht. Interventionen, die gewünschte Veränderungen anregen, können immer als Maßnahmen beschrieben werden, die bedeutsame Unterschiede anregen zu den bisherigen das Problemerleben stabilisierenden Mustern. In der systemischen Informationstheorie gilt: Information entsteht durch das Herstellen von Unterschieden. Alle Interventionen sollten als Such-und-Finde-Aktionen für Erlebnisse und Visionen gestaltet werden, die überzeugende Unterschiede bieten zu den Erfahrungen, welche bisher die problemstabilisierenden Perspektiven gestärkt haben.

Für hilfreiche Veränderungen müssen nicht gleich alle zentralen Glaubenshaltungen verändert werden. Allein schon nur Unterschiede einführen zu können in wenige Elemente des Musters (z. B. in die Bedeutung, die man einem Phänomen gibt, aber auch die Änderung des Atemmusters oder der Körperkoordination) gestaltet die Problemerlebnisprozesse sofort um. Diese Änderungen werden aber immer völlig autonom von den KlientInnen erzeugt. Bei allen Interventionen muss deshalb auch der Aufbau einer kooperativen Beziehung mit konsequenter Achtung der Autonomie der KlientInnen beachtet werden, damit diese in eigener Regie die hilfreichen Umfokussierungen gestalten können.

Typische Aspekte, auf die in der Therapie fokussiert werden sollte, um hilfreiche Unterschiedsbildungen aufzubauen, sind z. B.:

- Wiedererleben eigener Gestaltungsfähigkeit
- Perspektiven auf Hoffnung aufbauen
- Bewertung von Lebensereignissen verändern
- selbstwertverbessernde Perspektiven entwickeln

- Loyalitätsleistungen würdigen
- die Probleme verstehen lernen als wertvolle Quelle von Informationen über wichtige Bedürfnisse, die bisher nicht geachtet wurden
- wertschätzende Haltung gegenüber eigenen organismischen Rückmeldungen (damit auch unangenehme körperliche Rückmeldungen als wichtiges Feedback über Bedürfnisse utilisiert werden können)
- Unterstützung konstruktiver Kommunikationsprozesse im sozialen Raum
- Unterstützung hilfreicher Interaktionen im Beziehungssystem + Beachtung auch der Bedürfnisse anderer (bezogene Individuation für alle)
- Unterstützung optimaler Balance zwischen eigenen Bedürfnissen und Loyalitätsverpflichtungen (vom Entweder-oder zum Sowohl-als-auch: bezogene Individuation); damit verbunden: Leistungserwartungen an sich selbst auf »menschliches Maß« relativieren, statt sich perfektionistisch zu überfordern.

Ein stationärer Aufenthalt sollte also intensiv als ein Ereignis oder eine Abfolge von Ereignissen aufgebaut werden, die als bedeutsamer (und dabei stimmiger) Unterschied erlebt werden können. Wir versuchen deshalb, die ganze stationäre Zeit der Therapie als ein *bedeutsames Übergangsritual* (Übergang von der Lebensgestaltung vorher hin zu der gewünschteren Lebensgestaltung danach) zu beschreiben und aufzubauen.

Dieses Übergangsritual sollte ausdrücken, dass dabei auch konzentriert daran gearbeitet wird, die zwar vorhandenen, aber bisher im Unbewussten »schlummernden« Kompetenzen wieder zu aktivieren und so auch ein »Lernen von sich selbst« zu unterstützen. Durch diese Perspektive wird nicht nur das Bisherige in stärkender Weise gewürdigt, sondern auch das Verständnis der Rollenverteilung zwischen KlientInnen und TherapeutInnen wird davon beeinflusst. Die KlientInnen werden dadurch gesehen als die eigentlichen TherapeutInnen. Folgen wir der Autopoiesetheorie der Selbstorganisation autonomer lebender Systeme (Maturana), wird ja nur das zum Erfolg beitragen, was in autonomer Regie von den KlientInnen aktiviert und umgesetzt wird. Es ist also jeweils direkter Ausdruck ihrer Kompetenz. So gesehen, sind die TherapeutInnen und die KlientInnen quasi KollegInnen, dann sollte aber auch die Kommunikation so kollegial als möglich aufgebaut werden. Die Art, wie wir den KlientInnen, die sich für unser Angebot interessieren, von Anfang an begegnen, muss diesen Überlegungen ebenfalls Rechnung tragen.

Dies bedeutet, dass nicht nur einzelne Interventionen und Kommunikationsangebote vonseiten der TherapeutInnen, sondern der ganze Aufenthalt an sich schon wirken sollen als indirekt-hypnotischer Einladungsrahmen, der die KlientInnen bei solchen Erfahrungen unterstützt, wie sie gerade beschrieben wurden.

4. Der Erstkontakt

4.1 Vernetzung mit ZuweiserInnen

Meistens wird der Kontakt zu uns entweder von den potenziellen KlientInnen selbst hergestellt oder über zuweisende niedergelassene TherapeutInnenkollegInnen vermittelt. Wenn ZuweiserInnen involviert sind, erscheint es uns für eine nachhaltig hilfreiche Entwicklung sehr wichtig, von Anfang an die Vernetzung mit ihnen zu pflegen, sie (wenn die KlientInnen dem zustimmen) über die Arbeit mit den KlientInnen zu informieren und, falls von den KlientInnen gewünscht, auch für eine eventuelle Nachsorge mit einzubeziehen und sie dabei zu unterstützen. Dies muss aber schon bei den ersten Kontakten beachtet und ausgedrückt werden, denn nicht selten erleben sich die KlientInnen in für sie wichtigen Loyalitätsbeziehungen zu den

ZuweiserInnen, sodass der stationäre Aufenthalt sogar als Loyalitätskonflikt erlebt werden könnte, wenn deren Arbeit und die Beziehung zu ihnen nicht wertgeschätzt würden. Dies würde den KlientInnen aber eher schaden, deshalb müssen die Vorarbeit mit eventuellen ZuweiserInnen gewürdigt und die Ansicht der KlientInnen darüber respektiert werden (dies gilt natürlich auch, wenn die KlientInnen von sich aus kommen, aber vorher anderswo in Therapie waren). Werden diese Überlegungen gleich von Beginn an beachtet, kann der stationäre Rahmen von den KlientInnen viel freier angenommen werden.

Wie in Abschnitt 3 dargelegt, sollte auch kontinuierlich fokussiert werden auf alles, was im bisherigen Leben als hilfreich und kompetent erlebt wurde. Dazu gehören natürlich auch die Erfahrungen in bisherigen Therapien, falls es diese gab. Die KlientInnen werden also von Anfang an (und durchaus immer wieder) auch danach gefragt, was in ihren bisherigen Therapien nützlich, hilfreich, erfolgreich war und wie genau dies hier bei uns wieder aktiviert oder ausgebaut werden könnte. Auch dies bewirkt praktisch immer, dass die Kooperation mit uns, falls eine positive Beziehung der KlientInnen zu vorbehandelnden KollegInnen besteht, kein Konflikt wird, sondern eine hilfreiche Ergänzung.

4.2 Transparente »Produktinformation« über unsere Angebote

Damit die KlientInnen tatsächlich als mündige, gleichrangige KooperationspartnerInnen behandelt werden, wird ihnen gleich mit der ersten Kontaktaufnahme auch erläutert, wie wir arbeiten. Dafür bekommen sie selbstverständlich unser ausführliches Konzept (wer es nachlesen will, findet es auf www. meihei.de auf dem Link »Kliniken«). Zusätzlich schicken wir ihnen ein Schreiben, welches u. a. folgende Formulierungen enthält:

- »Wir möchten diese Gelegenheit auch nutzen, um Sie schon im Voraus hier auch noch einmal schriftlich über meine Arbeitsweise zu informieren.
- In den letzten 25 Jahren haben wir, zusammen mit Kolleginnen und Kollegen, mit denen wir eng wissenschaftlich und therapeutisch zusammenarbeiten, verschiedene Arbeitssituationen im therapeutischen Bereich miteinander verglichen und daraufhin überprüft, welche davon die größte Effektivität aufwiesen und die hilfreichste Unterstützung für unsere PatientInnen und KlientInnen erbrachten.

Die Arbeitsweise, die sich bei weitem als die hilfreichste erwiesen hat, praktizieren wir deshalb hier an unserer Klinik. Wir möchten sie Ihnen hier kurz beschreiben, damit Sie sich ein klares Bild davon machen können. Denn wir halten es für wichtig, dass die Menschen, die die Zusammenarbeit mit uns für ein Gelingen nutzen wollen, den Überblick über den Ablauf der Zusammenarbeit haben sollen.

Früher haben auch wir psychotherapeutisch so gearbeitet, dass der Schwerpunkt der Gespräche darauf lag, die Zusammenhänge in der Vergangenheit zu beleuchten, die mit den eingebrachten Problemen zusammenhingen. Dies entsprach auch den Erwartungen der KlientInnen, die meist davon ausgingen, man müsse herausfinden, wer was falsch gemacht hatte, sodass es zum Problem kam. Diese Erwartung war verständlich. Sie hatte aber den Nachteil, dass bei einer solch einseitigen problemorientierten Betrachtung den KlientInnen und uns oft der Blick verstellt wurde dafür, auch andere, hilfreichere Erfahrungen der KlientInnen zu berücksichtigen. Außerdem führte es manchmal dazu, dass Familienmitglieder das Missverständnis entwickelten, es gehe um Schuldsuche und es gebe überhaupt Schuldige. Dadurch wurde manchmal der wichtige, hilfreiche Blick verstellt auf die eigenen Lösungsmöglichkeiten der KlientInnen.

Selbstverständlich wollen wir der leidvollen Seite des Erlebens viel Verständnis und Beachtung schenken, wann immer es einen Bedarf der KlientInnen dafür gibt. Denn oft wurde sie bisher viel zu wenig oder gar nicht gewürdigt. Und oft wurde ein Teil des Leids noch dadurch verstärkt, dass es verständnislose oder ungeduldige Reaktionen darauf gab, einerseits von der Umwelt, oft aber auch von den Leidenden sich selbst gegenüber.

Gleichzeitig sehen wir es aber auch als unsere ethische Pflicht an, Sie darin zu unterstützen, dass Sie den Blick auch auf hilfreiche, gesunde Alternativen lenken. Denn wenn Sie eine Therapie oder Beratung wünschen, soll dies ja in aller Regel dazu dienen, dass das Leid und die Probleme beendet oder wesentlich verbessert werden. In vielfältigen Vergleichen unserer Arbeitsergebnisse wurde deutlich:

Wesentlich hilfreicher war es immer, wenn neben der oft durchaus wichtigen Beleuchtung der Problemzusammenhänge zumindest gleichrangig auch ein differenziertes Verständnis davon entwickelt werden konnte,

- welche Erfahrungen die KlientInnen schon damit gemacht haben, vielleicht manchmal schon wieder aus leidvollen Situationen herausgefunden zu haben;
- was den KlientInnen auch bisher schon geholfen hat, so mit Situationen, anderen Menschen und sich selbst umzugehen, dass es zu einem gewünschten Erleben beitragen konnte;
- welche Erfahrungen die KlientInnen mit Situationen haben, in denen es ihnen einmal besser ging, in denen sie weniger Probleme hatten;
- welche wertvollen Informationen in Symptomen und leidvollem Erleben verdeckt enthalten sein können über wichtige Bedürfnisse der KlientInnen (denn es wird ja ein Mangel an etwas Wichtigem erlitten, was bedeutet, das es ein unbewusstes Wissen über das, was fehlt, geben muss).
- Aus dem gründlichen Vergleich dieser unterschiedlichen Situationen lassen sich meist sehr wichtige Informationen darüber ableiten, was für die KlientInnen hilfreich wäre. Oft ist dies den KlientInnen vor einer solchen Zusammenarbeit

aber nicht genügend bewusst gewesen, sodass sie auch nicht davon profitieren konnten. *Ein wichtiger Teil unserer Zusammenarbeit sollte deshalb dazu dienen, dass die KlientInnen solche hilfreichen Unterschiede auch wieder bewusst bemerken und nutzen können.*

Um diesem durch unsere Forschung gewonnenen Wissen gerecht zu werden, werden wir Ihnen also in *unserer Zusammenarbeit* eine ausgewogene Beleuchtung der verschiedenen Seiten Ihrer Erfahrungen anbieten und *mit Ihnen zusammen entwickeln*, was die hilfreichsten und stimmigsten Schritte zu einer für Sie passenden Lösung sind.

Dabei sind Ihre eigenen Zielvorstellungen und Ihre eigenen Erfahrungen sehr wichtig, denn letztendlich kann jeder Mensch nur selbst wissen, was die passende Entwicklung für ihn bzw. sie wäre. Für die genaue Prüfung dessen, ob auch das Richtige und Stimmige in unserer Zusammenarbeit entwickelt wird und was jeweils die nächsten kleinen hilfreichen Schritte in Ihrem Leben dafür wären, sind letztlich immer die KlientInnen selbst die eigentlichen ExpertInnen. Dies gilt auch für das jeweils richtige Tempo und die Intensität der Entwicklung. Ich möchte Ihnen mein Expertenwissen anbieten dafür, dass Sie die für Sie passenden Schritte herausfinden und merken können, was die für Sie beste Art der erfolgreichen Umsetzung wäre.

Unbedingte Voraussetzung für eine so gelingende Zusammenarbeit muss dabei sein, dass Sie jeden Schritt unserer Angebote ganz klar einsichtig gemacht bekommen, dass Ihnen jeder unserer Schritte in der Zusammenarbeit plausibel und überschaubar gemacht wird und dass jeder Ihrer Eindrücke und jede Ihrer Rückmeldungen sehr respektvoll beachtet werden, auch eventuelle kritische Rückmeldungen, wenn Sie z. B. einmal den Eindruck haben sollten, eines unserer Angebote wäre für Sie nicht passend oder hilfreich. Auch solche Rückmeldungen sind in unserer Arbeit wertvolle Informationen, die wir berücksichtigen wollen, denn sie können helfen, noch genauer auf Ihre Bedürfnisse als einzigartiger Mensch einzugehen.«

4.3 Der kompetenzfokussierende Eigenbericht vor der Aufnahme

Um eine für die Kooperation hilfreiche Aufmerksamkeitsfokussierung zu unterstützen, bitten wir alle KlientInnen dann auch, dass sie uns noch vor der Aufnahme einen selbst erstellten Bericht schicken. Auch diesen Bericht erbitten wir getreu unseren oben beschriebenen Überlegungen in einer bestimmten Form mit strukturierenden Vorschlägen. Die Art, wie die Einleitung dazu formuliert ist, soll gezielt auch hinweisen darauf, dass das Erleben der KlientInnen eben nicht feststeht im Sinne von »Es geht mir halt so oder so, da kann ich nichts machen ...« (Opferposition), sondern je nachdem, wie man sich beschreibt, bewertet etc., bewirkt man jeweils unmittelbar ein anderes Erleben (für das zugrunde liegende Modell der Realitätskonstruktion siehe Schmidt 2005). Darauf hinzuweisen soll ein Beitrag dazu sein, das generelle Metaziel unserer Arbeit zu unterstützen, nämlich zu erweiterten Wahlmöglichkeiten beizutragen (von Foerster 2003).

Hier die wichtigsten Formulierungen in Kürze:

> »Vor der stationären Aufnahme bitten wir Sie um Erstellung eines Eigenberichts. Dieser bietet *uns* einen Überblick und gleichzeitig Vorbereitungsmöglichkeiten im Hinblick auf Ihre Therapie und *Ihnen* die Möglichkeit der Reflexion und Zielorientierung, was sich erfahrungsgemäß beides Gewinn bringend auf den stationären Aufenthalt auswirkt.

Ein solcher Bericht kann natürlich sehr unterschiedlich gestaltet werden. Wenn man gerade Leid, Belastung und ähnliche Beschwerden erlebt, ist es sehr verständlich, wenn man da zunächst in erster Linie Schweres, Leidvolles, Einengendes, Defizite vor seinem inneren Auge sieht. Dies sollte auch unbedingt beachtet und geachtet werden. Andererseits zeigen unsere Forschungsergebnisse und Erfahrungen aber auch, dass dies meist ein zu einseitiges und zu eingeengtes Bild von den eigenen Möglichkeiten darstellen könnte. Mit dem leidvollen Erleben verengt sich praktisch immer der Blick eines Menschen (zustandsgebundenes Erleben). Beschreibt man sich aber in dieser eher eingeengten Weise, hat dies wieder Rückwirkungen, die genau das leidvolle Erleben verstärken können, aus welchem heraus man die Beschreibung macht.

Kann man auch den Blick wieder auf andere Erlebnisse im eigenen Leben lenken, die auch zeigen können, was man alles an Wertvollem schon gemacht und erlebt hat, was also als bewahrenswert bezeichnet werden kann, findet man (oft zum eigenen Erstaunen) meist viel mehr, als man zunächst dachte. Und außerdem kann sich, wie unsere Ergebnisse zeigen, ein solcher Blick auf das eigene bisherige Leben auch wieder direkt auswirken als Hilfe für ein gewünschtes und hilfreicheres Erleben.

Deshalb wollen wir Sie einladen, das, was immer Sie schreiben wollen, zumindest aus einer Perspektive heraus zu gestalten, in der beide Aspekte Ihrer Vergangenheit berücksichtigt werden können, also auch das Bewahrenswerte, Ihnen Wertvolle an sich selbst, Ihrem Verhalten und Erleben und an Ihren Beziehungen.

Wir bitten Sie, folgende fünf Punkte zu beantworten. Die Beantwortung der Fragen sollte je eine Seite nicht überschreiten. Vielen Dank!

1. Kurze Schilderung Ihrer Lebensgeschichte.
2. Schilderung der zugrunde liegenden Problematik einschließlich der Benennung wichtiger (a) psychischer und (b) körperlicher Vorerkrankungen (c) einschließlich der einzunehmenden Medikamente und (d) der Benennung eventuell bestehender Abhängigkeiten oder (e) der Einnahme von Suchtmitteln.

3. Thema Kraftquellen, Ressourcen, Fähigkeiten, Wertschätzbares: Was ist gut an mir? Was an meinen Beziehungen? Was ist bewahrenswert? Was soll sich während des stationären Aufenthaltes nicht ändern?
4. Was soll in einer stationären Therapie an der *Fachklinik am Hardberg* in der für Sie zur Verfügung stehenden Zeit herauskommen? Was sind Ihre Erwartungen an uns?
5. Noch eine Bitte: Sehr häufig erzählen uns viele KlientInnen, dass auch schon in der Zeit, nachdem Sie den Eigenbericht erstellt hatten, bis zum Beginn unserer Zusammenarbeit hier mit ihnen oft spontan und für sie selbst überraschend da und dort schon einmal etwas von dem gewünschten Erleben aufgetaucht ist. Das ist ganz natürlich und normal, denn Menschen verfügen auf unbewusster Ebene (in ihrem Erlebnisrepertoire) über viele hilfreiche Muster, die ihnen gar nicht mehr klar sind, die aber manchmal spontan auftauchen. Gerade solche Erfahrungen können für unsere Zusammenarbeit mit Ihnen enorm nützlich sein, denn sie weisen auf hilfreiche unbewusste Fähigkeiten in Ihnen hin, die Sie auch hier für eine erfolgreiche Zusammenarbeit unterstützen können. Sie sind deshalb für uns sehr wichtige, hilfreiche Informationsquellen. Deshalb möchten wir Sie bitten, sich und Ihr Umfeld bis zum Beginn unserer Zusammenarbeit einfach einmal daraufhin zu beobachten, ob und, wenn ja, wann solche Erfahrungen auftauchen könnten. Dabei sind auch kleine Änderungen in die gewünschte Richtung von großer Bedeutung, auch dann, wenn sie noch nicht anhaltend wirksam sind. Denn auch sie weisen schon auf unbewusste hilfreiche Fähigkeiten in Ihnen hin, auf denen wir gemeinsam aufbauen können. Wir werden dann zu Beginn unserer Zusammenarbeit gründlich zusammen mit Ihnen darauf eingehen.«

Gerade die Punkte 4 und 5 erhalten von uns einen besonderen Stellenwert. Wenn jemand sich zu einem stationären Aufenthalt entschließt, werden dieser und alle gedanklichen Prozesse, die mit ihm zusammenhängen, unbewusst meist sofort auch assoziativ vernetzt mit starker Problemfokussierung. Da alles Erleben aber, wie dargelegt, Ausdruck von solcher Fokussierung ist, geht dies mit der Gefahr einher, dass der Rahmen des Aufenthalts von Anfang an zu einer massiven indirekt-hypnotischen Problemfokussierung beitragen könnte. Wir wollen ihn aber gerade zu einer Gelegenheit für hilfreiche *Um*fokussierung nutzen. Die Fokussierung auf das gewünschte Ergebnis ist dafür eine zentrale Hilfe. Hier spielen dann Fragen wie »Warum sind Sie hier?« oder »Woher kommen Ihre Probleme?« eine eher untergeordnete Rolle, die Fragen des »Wofür sind Sie hier?« und »Wohin soll Ihre gewünschte Entwicklung gehen?« aber werden besonders vorrangig.

Wir nutzen dafür die Strategien, die Milton Erickson (1954) in seiner Zukunftsorientierung *(Pseudoorientierung in der Zeit)* und de Shazer (1989) mit der daraus abgeleiteten »Wunderfrage« vorgeschlagen haben.

Die in Punkt 5 ausgesprochene Bitte bewirkt sehr häufig, dass die KlientInnen schon in der Wartezeit bis zu Beginn des Aufenthalts ihre Aufmerksamkeit kompetenzorientiert umfokussieren und dann auch tatsächlich die angesprochenen »Episoden eines gewünschten Erlebens« wahrnehmen und berichten können. Dies stärkt sofort ihr Selbstwertgefühl und ermöglicht es uns noch mehr, den Aufenthalt als ein Übergangsritual zu definieren, in dem vor allen Dingen ein »Lernen von sich selbst« und wechselseitig ein Lernen von Menschen mit vielen auch unbewussten Kompetenzen stattfinden kann.

Als Hilfe für den Eigenbericht erläutern wir dafür den KlientInnen schon, wie sie diese Frage beantworten können, sodass wir sie für sie gut nutzen können, nämlich in der Art, dass jede Wunschentwicklung so sinnlich konkret als möglich beschrieben werden sollte, und zwar so, dass dabei beschrieben wird, was im Erleben da ist, was dann beginnt und abläuft, innerlich in ihnen, äußerlich in der Art ihrer Kommunikation, ihres Verhaltens, ihrer Beziehungsgestaltungen – also direkt ablesbare, von ihnen überprüfbare Entwicklungen (»wohlgeformte Ziele« oder Ziele nach der »SMART«-Regel, d. h. *s*pezifisch, *m*essbar, *a*kzeptiert, *r*ealisierbar, *t*ransparent und, wie ich gerne hinzufüge, transferierbarer in den Alltag). Nicht ausreichend sind Schilderungen davon, was an Unerwünschtem weg ist, was dann aufhört an Problemen, denn gerade solche Schilderungen fokussieren wieder auf das Unerwünschte und können es wieder stärken.

Der Fokus in Punkt 4 darauf, welche Erwartungen an uns und welche Bedürfnisse für einen gelingenden Aufenthalt und eine gute Kooperation die KlientInnen haben, soll ausdrücklich schon darauf hinweisen, dass es uns sehr wichtig ist, sie konsequent und kongruent als KooperationspartnerInnen quasi auf gleicher Augenhöhe zu behandeln. Dies erscheint uns selbst völlig selbstverständlich, vielen KlientInnen ganz und gar nicht. Sie berichten immer wieder, nachdem sie ihr (meist sehr erfreutes) Erstaunen über diese Einladung von uns ausgedrückt haben, dass sie bei anderen Aufenthalten in Kliniken oder auch sonst im Kontakt mit Helfersystemen noch nie so angesprochen worden seien. Oft hören wir sogar, dass sie bisher bei solchen Kontakten noch nie nach ihren eigenen Erwartungen gefragt worden seien. Unser Angebot wirkt dann meist schon von Beginn an sehr unterstützend für den Aufbau von Vertrauen und für eine Kooperationshaltung auf der Seite der KlientInnen. Es stärkt aber auch ihre selbstbewusste und durchaus auch kritische Haltung uns gegenüber. Genau dies wird aber bei uns nicht gewertet als Widerstand oder Problem, sondern als Engagement von mündigen Menschen für ihre Autonomie und als Kompetenz dafür, die Kontraktbedingungen für erfolgreiche Kooperation noch weiter zu verbessern. Und genau so wirkt sich unsere Wertung dann auch meist aus, wie z. B. auch die Ergebnisse von Evaluationsstudien zeigen, in denen unsere Klinik mit hervorragender Patientenzufriedenheit abschneidet (Harfst, Kawski, Koch u. Schulz 2004).

4.4 Die Kommunikation von Regeln und eventuellen Einschränkungen

In einem stationären Rahmen müssen für den konstruktiven Prozess des Zusammenlebens und -arbeitens diverse Regeln definiert werden, etwa Hausordnung, Bedingungen, die auch wir z. B. von den Krankenkassen vordefiniert bekommen, gesetzliche Regelungen wie das so genannte Unterbringungsgesetz (d. h., dass bei Selbst- oder Fremdgefährdung eventuell eine Unterbringung in einer geschlossenen Institution zu erfolgen hat) etc.

Alle diese Regelungen könnten von den Klientinnen als Eingriff in ihre Autonomie erlebt werden. Wenn wir nun solche Regelungen vorgeben, sind diese ja zu erheblichen Teilen nicht alle mit den KlientInnen frei aushandelbar, sie stehen nicht zur Disposition für uns, sie sind also für die KlientInnen nicht verhandelbare Restriktionen. Dies könnte uns schnell in massive Zwickmühlen im Hinblick auf unsere eigenen Ziele für die Kooperation bringen (Autonomie der KlientInnen, bezogene Individuation i. S. v. Stierlin 1994).

Auch solche Zwickmühlen können konstruktiv genutzt werden, wenn man in transparenter Metakommunikation über alle diese Einschränkungen redet (in »Ich- Botschaften«). Dies meint, dass diese Regeln niemals definiert werden dürfen als etwas, das für die KlientInnen gut wäre. Denn sonst könnte der Eindruck entstehen, als wollten wir die Realität der KlientInnen definieren und beanspruchen, dass wir besser wüssten als sie selbst, was für sie gut wäre. Dies käme einer Mystifizierung (i. S. v. Laing 1994) gleich und würde das Autonomieziel gefährden. Alle Regeln und Restriktionen werden grundsätzlich beschrieben i. S. v. »Wir brauchen das für die Arbeit mit Ihnen, wir brauchen das, damit wir unsere Kompetenzen optimal für Sie bereitstellen können, dies sind unsere Vertragsbedingungen für die Kooperation mit Ihnen …« Natürlich können wir auch unsere Hoffnung ausdrücken, dass sich diese Regeln günstig für die KlientInnen selbst auswirken, aber dies sind nur unsere Hypothesen, ist kein Wissen. Wenn wir dies also als unsere Hypothesen formulieren, dann können die KlientInnen wieder frei sagen, was sie davon halten. Wenn sie sich für ein Akzeptieren der Regeln entscheiden, kann dies auch eher gewürdigt werden als autonome Wahl und anerkennenswertes Zeichen ihres Engagements für ihre Ziele, die sie hier erreichen wollen.

Nach diesem Modell informieren wir sie dann auch z. B. darüber:

> »Wir gehen davon aus, dass Sie ab dem Zeitpunkt unserer Einladung keine Drogen oder andere unerlaubte Suchtmittel konsumieren! Bei Aufnahme erwarten wir einen negativen Drogentest inklusive THC (was bis zu mehreren Wochen dauern kann). Im Zweifelsfall setzen Sie sich mit uns in Verbindung, oder machen Sie bei Ihrem behandelnden Arzt einen entsprechenden Test. Für Kosten, die dadurch entstehen, können wir nicht aufkommen.
> Für magersüchtige Patienten besteht ein Mindestaufnahmegewicht. Bei einem Body-Mass-Index von 14,5 und darunter können wir keine Patienten aufnehmen [es wird ein Berechnungsbeispiel angegeben].
> Wir gehen auch davon aus, dass wir und andere es als Zeichen Ihres anerkennenswerten Engagements für eine konstruktive und hilfreiche Zusammenarbeit mit uns für Ihre Ziele werten sollten, wenn Sie diese Bedingungen beachten, auf die wir nicht verzichten können.«

Eventuelle Missachtungen dieser Regelungen werden bei uns nicht pathologisiert, also nicht als Ausdruck einer Störung definiert, die ja immer den Klienten infrage stellt und die überschrittene Regel als quasi das Maß für gesundes Reagieren deklariert. Damit würden wir uns wieder über die KlientInnen stellen und unsere Realitätssicht als die allgemein gültige behandeln.

Vielmehr wird ihr Verhalten als angesiedelt auf der Ebene ihrer zu respektierenden Wahl definiert, die aber auch Folgen hat, so wie dies im »wirklichen« Leben im Alltag ja auch der Fall ist. Formuliert wird dies z. B. auf solche Art:

> »Wenn Sie diese Regelungen nicht einhalten, werten wir dies immer als ein Zeichen dafür, dass zur Zeit für Sie offenbar die Bedingungen für eine Kooperation mit uns nicht ganz stimmig zu sein scheinen, also so, als ob Sie die Kooperation mit uns infrage stellen würden. Denn diese Regeln sind Teil der Vertragsbedingungen, die wir für eine Kooperation brauchen. Dann werden wir Sie einladen, mit uns darüber zu reden, ob Sie damit die Kooperation beenden wollen oder ob Sie noch irgendetwas und, wenn ja, was Sie noch zusätzlich brauchen, um weiter mit uns wieder stimmig kooperieren zu können. In jedem Fall können und wollen wir sicher nicht von unseren für uns wichtigen Bedingungen abweichen. Sollten Sie den Eindruck haben, manche dieser Regeln können Sie nicht einhalten, selbst wenn Sie es wollen, dann umso mehr brauchen wir Ihre deutliche Rückmeldung dazu, damit wir dann gemeinsam überlegen können, was Sie brauchen, um sie einzuhalten, und auch, ob wir das leisten können. Sollten wir es nicht leisten können, wäre es aus unserer Sicht die sinnvollste Lösung, dann den Aufenthalt bei uns zumindest vorübergehend zu beenden und wohin zu gehen, wo Sie für den Moment besser sein können.«

4.5 Die »Heimatbeziehungssysteme« (z. B. Familie) als kotherapeutisches Helfersystem

In stationäre Aufenthalte kommen ja meist nur einzelne Mitglieder von Beziehungssystemen. Wir haben in der *Fachklinik am Hardberg* zwar spezifische Angebote für Eltern mit Kindern, auch diese nehmen aber fast nur Menschen wahr, die als Individuum eine Therapie machen wollen und eben ihre (meist noch kleineren) Kinder mitbringen wollen. Aus systemischer

Sicht ist jedes individuelle Erleben eingebettet in Beziehungswechselwirkungen (in ihren Kontext). Das Problemerleben ist damit unausweichlich auch Teil von Interaktionsmustern geworden, die (als problemauslösende »Anker«) stabilisierend oder verstärkend auf das Problem zurückwirken können. Deshalb ist es für uns unerlässlich, auch das relevante Beziehungssystem einzubeziehen, am besten in direkten Gesprächen; wo das nicht geht (aber auch sonst), durch indirekte Hilfsmaßnahmen wie z. B. dynamische Familienskulpturen. Ich habe solche Interventionen seit Beginn der 1980er-Jahre entwickelt und als Systemchoreografien beschrieben (z. B. in Weber, Simon u. Schmidt 2005).

In der Familientherapie-Tradition werden problemstabilisierende Muster als Ausdruck davon beschrieben, dass ein Familiensystem die jeweiligen Symptome als Hilfe für ihre Homöostase brauche und es deshalb immer wieder Versuche geben könnte, dass sie mit den alten Mustern das gewünschte Neue zurückdrängt, da es als Bedrohung der alten Homöostase Angst machen könnte. Eine solche Interpretation teilen wir nicht mehr. Mit solchen Beschreibungen werden die Familien schnell in ein Licht getaucht, als ob sie Gegner einer gewünschten Veränderung seien. So können Familiengespräche eher unterschwellig zum Tribunal geraten, die unbewusste und bewusste Einstellung von TherapeutInnen mit diesem Verständnis tendiert dann oft zu einem misstrauischen Defizitblick auf die Familien. Eine solche Haltung aber hilft den KlientInnen gar nicht, sie bringt sie nur in destruktive Loyalitätskonflikte, selbst dann, wenn sie ihren Familien gegenüber gerade ambivalent sind und sich von den TherapeutInnen eine parteiliche Unterstützung für ihre Belange »gegen« die Familie wünschen.

Wir achten deshalb sehr darauf, dass wir eine »allparteiliche« Haltung (Boszormenyi-Nagy 1974) allen Mitgliedern der Familiensysteme gegenüber einnehmen, und wir machen auch grundsätzlich im stationären Rahmen keine »Familientherapie«, denn wir haben ja Aufträge für die Therapie von Individuen aus Familien, nicht aber die, Familien zu Patienten zu machen und sie gleich quasi zwangsweise mit zu therapieren. Wir informieren die Beteiligten darüber, dass unserer Erfahrung nach auch in jedem Beziehungssystem praktisch immer sehr wertvolle Muster von Fähigkeiten dafür zu finden sind, die gewünschten Entwicklungen bei den direkten KlientInnen zu unterstützen und zu stärken (wieder Fokus auf Bewahrenswertem). Wir bitten deshalb darum, dass die Familien von uns als wichtiges Unterstützungssystem angesprochen werden können, und drücken unsere Hoffnung darauf aus, dass die Familien den KlientInnen und uns helfen, die angestrebten hilfreichen Entwicklungen zu unterstützen und uns auch mit Informationen darüber zu versorgen, wo sie solche hilfreichen Kompetenzmuster bei den KlientInnen und auch in Interaktionen mit ihnen schon bisher erlebt haben. Gespräche mit den Familien definieren wir als Unterstützung dafür und bitten darum.

Solche Gespräche werden damit von vornherein zu Ereignissen von Hilfe, die Familienmitglieder werden angesprochen als wichtige HelferInnen. Allerdings kann so auch indirekt eine Gesprächsverweigerung der Familienmitglieder gewertet werden als schon fast in der Nähe unterlassener Hilfeleistung angesiedelt. Wenn wir die Familien so ansprechen, erleben wir praktisch immer eine hohe Motivation für hilfreiche Kooperation. Die Beiträge der Familie können dann aber, auch solche, mit denen sie Bisheriges ändern, als Ausdruck kompetenter Hilfe wahrgenommen werden und nicht etwa als Eingeständnis dessen, bisher etwas falsch gemacht zu haben. So werden meist auch für die Zeit nach dem Aufenthalt mehr wertschätzende, konstruktive Muster in den Familien gestärkt und Loyalitätskonflikte der direkten KlientInnen vermieden.

Wir teilen den KlientInnen diese Ansicht über den Stellenwert und die Chancen von Familiengesprächen schon vor Beginn des Aufenthaltes mit und bitten sie, auch an ihre Familien diese Information über unsere Haltung weiterzugeben. Bei vielen KlientInnen löst dies erhebliche Loyalitätskonflikte, die sie vorher mit dem Aufenthalt assoziiert haben, schon auf und erleichtert die Kooperation mit uns erheblich. (Für ausführlichere Beschreibungen des Vorgehens mit den Familien siehe Schmidt 2001.)

4.6 Klienten untereinander als kollegiales Helfersystem und »positives Spekulieren« zu Beginn

Ein stationärer Aufenthalt ist zunächst schon einmal ein stärker wirkender Eingriff in das übliche Leben der KlientInnen als eine ambulante Therapie. Er muss sich deshalb legitimieren durch hilfreiche Aspekte, die z. B. ambulante Settings nicht bieten können. Wir versuchen deshalb, die ganze Organisation des Alltags der Klinik so zu strukturieren, dass sich auch außerhalb der (zahlreichen) Therapieangebote die KlientInnen als quasi kotherapeutisches Helfersystem vernetzen und sich gegenseitig bei ihrer Entwicklung unterstützen. Wir laden stetig zu solchen Interaktionen ein.

Schon bei der Ankunft werden deshalb auch »neue« KlientInnen von »alten« KlientInnen mit empfangen. Diese informieren die »Neuen« über die ganzen üblichen Alltagsabläufe, über ihre eigenen bisherigen Erfahrungen, geben auch Tipps, wie man mit einzelnen TherapeutInnen und Therapieangeboten umgehen könnte etc. So wird schon ein Klima der Solidarität und von mehr Sicherheit aufgebaut, und es wird wahrnehmbar, dass die MitklientInnen ein eigenständiges Unterstützungssystem sein können. Wir hören oft später (z. B. in den Abschlusskommentaren der KlientInnen am Ende des Aufenthalts), dass die Gespräche zwischen den KlientInnen und ihr Umgang miteinander eine ganz zentrale Hilfe waren, manche KlientInnen sagen sogar, dass ihnen das am meisten geholfen hat, noch mehr als die Beiträge der TherapeutInnen.

Spezifische dafür entwickelte Interventionen sollen die KlientInnen dazu ermutigen, z. B.: Wenn die »neuen« KlientInnen in die erste Gruppensitzung kommen (das Angebot bei uns ist gezielt sehr stark gruppenorientiert), werden die anderen in der Gruppe von den TherapeutInnen schon sehr schnell, nachdem sich die »neuen« KlientInnen kurz vorgestellt haben, dazu aufgefordert, schon aus ihren ersten, auch ganz intuitiven Eindrücken heraus Feedback zu geben zu einem einzigen Aspekt (und nur zu diesem): »Ich erlebe dich so [zu den »Neuen« gesprochen], dass du in besonders wertvoller, für uns alle hilfreicher Weise bestimmt mit diesen und diesen Qualitäten X, Y, Z … beitragen und so eine wichtige Bereicherung für uns alle sein kannst …« Alle KlientInnen werden dann eingeladen, mehrere solcher Feedbacks zu geben. Bei Gruppen von neun bis zehn KlientInnen heißt das z. B., dass neue KlientInnen manchmal ca. 30 oder mehr solcher Feedbacks wertschätzender und kompetenzfokussierender Art bekommt. Auch wenn die »Neuen« ihren eigenen Kompetenzen gegenüber oft am Anfang noch sehr ambivalent sind, erzeugt das ein Klima der Achtung, Wertschätzung und der Zuversicht. Auch für uns im Team ist es immer wieder berührend und eindrücklich, wie sich dieses Rückmelderitual sofort als sehr entlastend und befreiend auf die Menschen auswirkt und wie diese sich mit mehr Würde und Selbstachtung zeigen können. Da die Rückmeldung Gebenden die »neuen« KlientInnen ja noch gar nicht gut kennen, bewirkt dies im Übrigen auch immer, dass alle Beteiligten schon wieder mehr ein Gefühl von ihrer intuitiven Wahrnehmungskompetenz bekommen, denn die Rückmeldungen treffen fast immer in einem sehr hohen Maß zu, was die »Neuen« dann auch regelmäßig so bestätigen.

Nach solchem Beginn ist die weitere Zusammenarbeit meist schon sehr gut gebahnt für eine Kompetenzfokussierung, auf die wir dann ständig zurückgreifen können. Vor allem aber können so die KlientInnen sofort überzeugend erleben, dass sie und ihre Beiträge als wertvoll wahrgenommen werden. So kann der gerade beginnende Aufenthalt wirklich erlebt (nicht nur deklamiert) werden als Ritual des Übergangs zu einem neuen Lebensabschnitt mit mehr Selbst- und Fremdachtung.

Der weitere Verlauf baut selbstverständlich konsequent auf den hier beschriebenen Überlegungen auf. Schon relativ früh während des Aufenthalts werden dabei z. B. nicht nur zahlreiche hypnosystemische Interventionen in Einzel- und Gruppensettigs angeboten, die Problemmuster auflösen und das Auflösenkönnen als Fähigkeit wahrnehmbar macht, was wiederum die Lösungskompetenz stärkt. Wichtig ist für uns auch darüber hinaus, mit hypnosystemischer Abklärung der Wirkung von Aufnahme, Aufenthalt und Rückkehr in die Heimatsysteme eventuelle Zwickmühlen für die KlientInnen wahrnehmbar zu machen und Hilfe für ihre Auflösung anzubieten (denn wenn sich die KlientInnen ändern, ändern sie damit auch ihre Beziehungen, dies hat immer auch Auswirkungen, nicht immer nur positive für sie und andere). Dies zu schildern würde hier aber den Rahmen sprengen (bei Interesse finden Sie dazu mehr bei Schmidt 2004, 2005).

Literatur

Bargh, J. A., M. Chen a. L. Burrows (1996): The automaticity of social behaviour: Direct effects of trait concept and stereotype activation on action. *Journal of Personality and Social Psychology* 71: 230–244.

Bargh, J. A., P. M. Gollwitzer, A. Lee-Chai, A. Barndollar a. R. Trötschel (2001): The automated will: Nonconscious activation and pursuit of behavioral goals. *Journal of Personality and Social Psychology* 81: 1014–1027.

Boszormenyi-Nagy, I. (1974): Unsichtbare Bindungen. Stuttgart (Klett-Cotta).

Damasio, A. R. (1997): Descartes' Irrtum. Fühlen, Denken und das menschliche Gehirn. München (dtv).

Damasio, A. R. (2002): Ich fühle, also bin ich. München (List).
Damasio, A. R. (2005): Der Spinoza-Effekt. München (List).
de Shazer, S. (1989): Wege der erfolgreichen Kurztherapie. Stuttgart (Klett-Cotta).
de Shazer, S. (1990): Der Dreh. Überraschende Wendungen und Lösungen in der Kurzzeittherapie. Heidelberg (Carl-Auer), 9. Aufl. 2006.
de Shazer, S. (1994): Das Spiel mit Unterschieden. Heidelberg (Carl-Auer), 4. Aufl. 2004.
Erickson, M. H. (1954): Pseudo-orientation in time as a hypnotherapeutic procedure. *Journal of Clinical and Experimental Hypnosis* 2: 261–283. [Dt. (1998): Pseudoorientierung in der Zeit als hypnotherapeutische Vorgehensweise. In: E. L. Rossi (Hrsg.): Gesammelte Schriften von Milton H. Erickson. Band VI: Innovative Hypnotherapie II. Heidelberg (Carl-Auer).]
Foerster, H. von (1981): Das Konstruieren einer Wirklichkeit In: P. Watzlawick (Hrsg.): Die erfundene Wirklichkeit. München (Piper).
Foerster, H. von (1985): Sicht und Einsicht. Wiesbaden/Braunschweig (Vieweg) [Neuaufl. (1999), Heidelberg (Carl-Auer).]
Foerster, H. von (1993): KybernEthik. Berlin (Merve).
Grawe, K. (2004): Neuropsychotherapie. Göttingen (Hogrefe).
Harfst, T., S. Kawski, U. Koch u. H. Schulz (2004): Ergebnisbericht zur Erhebung der Patientenzufriedenheit und der Ergebnisqualität QS Reha des Universitätsklinikums Hamburg-Eppendorf. Institut und Poliklinik für Medizinische Psychologie, Zentrum für psychosoziale Medizin.
Heidenreich, T. u. J. Michalak (2003): Achtsamkeit (»Mindfulness«) als Therapieprinzip in Verhaltenstherapie und Verhaltensmedizin. *Verhaltenstherapie* 13: 264–274.
Herr, A. (2002): Evaluation der Ergebnisse hypnosystemischer stationärer Psychotherapie in einer psychosomatischen Klinik. Universität Heidelberg (unveröffentl. Diplomarbeit).
Higgins, E. T. (1996): Knowledge activation: Accessibility, applicability, and salience. In: E. T. Higgins a. A. W. Kruglanski (eds.): Social psychology: Handbook of principles. New York (Guilford), p. 133–168.
Hüther, G. (1998): Bedienungsanleitung für ein menschliches Gehirn. Göttingen (Vandenhoek & Ruprecht).
Hüther, G. (1999): Biologie der Angst. Wie aus Stress Gefühle werden. Göttingen (Vandenhoek & Ruprecht).

Hüther, G. (2000): Evolution der Liebe. Was Darwin bereits ahnte und die Darwinisten nicht wahrhaben wollen. Göttingen (Vandenhoek & Ruprecht).

Hüther, G. (2004): Die Macht der inneren Bilder. Göttingen (Vandenhoek & Ruprecht).

Laing, R. (1994): Das geteilte Selbst. Eine existentielle Studie über Gesundheit und Wahnsinn. Köln (Kiepenheuer und Witsch).

LeDoux, J. (2001): Das Netz der Gefühle. München (Deutscher Taschenbuch Verlag).

Libet, B. (1978): Neuronal vs. subjective timing for a conscious sensory experience. In: P. A. Buser a. A. Rougeul-Buser (eds.): Cerebral correlates of conscious experience. Amsterdam (Elsevier), p. 69–82.

MacLean, P. D. (1990): The triune brain in evolution. New York (Kluwer/ Plenum).

Maturana, H. (1982): Erkennen: Die Organisation und Verkörperung von Wirklichkeit. Braunschweig (Vieweg).

Maturana, H. u. F. Varela (1987): Der Baum der Erkenntnis. Bern/München/Wien (Scherz).

Morrison J. (2000): Der zweite Blick. Psychische Störungen als Symptome somatischer Krankheiten. Bern (Huber).

Reddemann, L. (2002): Imagination als heilsame Kraft. Stuttgart (Klett-Cotta).

Roth, G. (1996): Das Gehirn und seine Wirklichkeit. Kognitive Neurobiologie und ihre philosophischen Konsequenzen. Frankfurt a. M. (Suhrkamp).

Roth, G. (1997): Das Gehirn und seine Wirklichkeit. Kognitive Neurobiologie und ihre philosophischen Konsequenzen. Frankfurt a. M. (Suhrkamp).

Roth, G. (2001): Fühlen, Denken, Handeln. Wie das Gehirn unser Verhalten steuert. Frankfurt a. M. (Suhrkamp).

Roth, G. (2003): Aus Sicht des Gehirns. Frankfurt a. M. (Suhrkamp).

Schmidt, G. (2001): Kompetente jugendliche Kunden und Familien als ko-therapeutische Helfersysteme – Das Hardberg-Modell einer stationären systemisch-hypnotherapeutischen Jugendlichen-Psychosomatik. In: W. Rotthaus (Hrsg.): Systemische Kinder- und Jugendlichenpsychotherapie. Heidelberg (Carl-Auer).

Schmidt, G. (2004): Liebesaffären zwischen Problem und Lösung. Hypnosystemisches Arbeiten in schwierigen Kontexten. Heidelberg (Carl-Auer).

Schmidt, G. (2005): Einführung in die hypnosystemische Therapie und Beratung. Heidelberg (Carl-Auer).

Spitzer, M. (2000): Geist im Netz. Modelle für Lernen, Denken und Handeln. Heidelberg (Spektrum).

Spitzer,M. (2002): Lernen. Heidelberg (Spektrum).

Stierlin, H. (1994): Ich und die Anderen. Stuttgart (Klett-Cotta).

Storch, M. u. F. Krause (2002): Selbstmanagement – ressourcenorientiert. Bern (Huber).

Weber, G., G. Schmidt u. F. B. Simon (2005): Aufstellungsarbeit revisited. Nach Hellinger? Heidelberg (Carl-Auer).

Anhang 1: Ablaufschema fürs Telefonat

»Guten Tag, ich hätte gerne einen Termin bei Ihnen …«:

Frage nach einem »*Stichwort zu Ihrem Anliegen bzw. Ziel.* Oder geht das gerade schlecht …?«

Wenn ungestörtes Sprechen nicht möglich: neuen Telefontermin ausmachen.

Reaktion auf erste Problem- bzw. Anliegenbeschreibung:

Pacing (guten Draht, Kontakt herstellen) und »… sodass es sich für Sie vermutlich darum drehen wird …« *(offene Ziel- und Lösungsformulierung).*

Entscheiden: Will ich den Anrufer nehmen und ihm Termine geben oder nicht?

Termin vereinbaren

Wenn man Anrufer nicht nehmen kann oder will: bedauern, dass man ihm leider (in absehbarer Zeit) keinen Termin geben kann. Eventuell Kollegen empfehlen.

»*Produktinformation*« *zu Beratung bzw. Coaching bzw. Psychotherapie* – die Definition als »(Psycho-)Therapie« eher meiden:

»Sie wollen jetzt vermutlich wissen, was mir in unserem Gespräch am … wichtig sein wird … (zusätzlich zu dem, was Sie denken, dass ich wissen muss, um Sie verstehen zu können …).«

Fragen ankündigen zu:

1. *Zielen* (»... was Sie erreichen wollen ...«)
2. *bisherigen Strategien* (»... was Sie schon versucht haben und mit welchem Erfolg ...«)
3. *bis zum ersten Gespräch eingetretenen Besserungen* (»... was sich möglicherweise auch bei Ihnen schon in Richtung Ihrer Ziele bis zu unserem Gespräch am ... Gutes getan hat ...«).

Informationen geben über *Zeitdauer und Kosten des Gesprächs*.

Frage nach dem Einverständnis mit einer *Videoaufnahme* ankündigen und erklären.

Anreiseinformationen geben und eventuelle weitere Fragen des Anrufers beantworten.

Verabschiedung mit dem Ausdruck der gespannten Neugier auf das, »was wir in dem Gespräch am ... zusammen entwickeln werden.«

Anhang 2: Brief an Anrufer

Liebe … (alle anreden, die zum Gespräch kommen),

mit diesem Brief möchte ich Ihnen einige Vorinformationen zu unserem Gespräch am … geben.

Was Sie von mir erwarten können und wie ich über Beratung und Psychotherapie denke

Am Anfang kenne ich Sie nicht. Ich kenne nicht die Situation, in der Sie leben und arbeiten, ich kenne nicht Ihre Familienangehörigen und Lebenspartner, nicht Ihren Erfahrungshintergrund, nicht Ihre Ihnen wichtigen Werte und nicht Ihre Ziele. Sie werden darin immer der Experte sein und bleiben. Ich habe allerdings gelernt, sehr schnell die Welt mit den Augen eines anderen zu sehen, mich in unterschiedlichste Probleme einzufühlen und sie zu verstehen. Darüber hinaus bin ich darin geschult zu berücksichtigen, wie Lebenspartner, Verwandte und Freunde mit den Problemen meiner Klienten umgehen. Zu Beginn bin ich vor allem ein *Frageexperte*. Ich habe gelernt, Menschen mit Problemen so zu fragen, dass wir beide klüger werden.

Psychotherapie ist für mich sehr viel ein *Finden, Weiterentwickeln und Ausbauen geheimer Stärken*. Ich habe einen scharfen Blick und ein gutes Gefühl für Stärken, die Sie an sich möglicherweise noch nicht wahrgenommen und deren Potenziale Sie noch nicht voll ausgeschöpft haben. Ich bin *Experte für die Freisetzung Ihrer unbewussten Möglichkeiten und Ressourcen*. Faszinierend finde ich die früher oder später deutlich werdenden Fähigkeiten meiner Klienten, zunächst unlösbar Erscheinendes doch irgendwie hinzukriegen und das Unmögliche möglich zu machen.

Ich bin außerdem ein *Experte für neue Perspektiven*. Ich bekomme häufig die Rückmeldung: »Ja, so habe ich das noch gar nicht gesehen ... Das ist ja völlig neu für mich.« Und ich bin Experte darin, mit Ihnen so zu sprechen, dass Sie neue Möglichkeiten und Wege entdecken, die Ihnen bisher nicht zugänglich waren.

Wenn Sie *Hypnose* wünschen oder ich Ihnen Hypnose als effektivsten Weg vorschlagen sollte, werde ich Sie über die von mir praktizierte moderne und wissenschaftlich fundierte Hypnosetherapie nach Milton H. Erickson informieren.

Nicht zuletzt freue ich mich immer über *Humor.* Ich halte Humor für eine der großartigsten Möglichkeiten, mit schwierigen Situationen umzugehen.

Beratungs- und Therapiegespräche dauern bei mir ungefähr *60 Minuten.*

Im *ersten Gespräch* sind mir zusätzlich zu dem, was ich Ihrer Meinung nach wissen muss, vor allem Ihre Antworten auf die folgenden *Fragen* wichtig:

1. Was wollen Sie erreichen?
Welches sind Ihre Ziele für unsere gemeinsame Arbeit?
Ich möchte Ihre Lebenssituation kennen lernen und mir vor allem ein genaues Bild von Ihren Zielen für unsere gemeinsame Arbeit machen können. Ich werde Sie also sehr ausführlich und detailliert danach fragen: »Wenn das Problem oder die Probleme zu Ihrer Zufriedenheit gelindert oder gelöst sind, wenn Sie also am Ende unserer Arbeit sagen würden: ›Danke, Herr Prior, ich bin jetzt genau da, wo ich hinwollte ...‹ Wo sind Sie dann? Wie sind Sie dann? Wie sind dann Ihre zwischenmenschlichen Beziehungen? Ihre Arbeit, Ihre Freizeit?«

Ihre Ziele interessieren mich sehr genau. Am liebsten möchte ich mir davon vor meinem inneren Auge einen kleinen Videofilm machen können. Dann bin ich mir sicher, dass wir an einem Strang in die gleiche Richtung ziehen können. Meine Erfahrung ist außerdem, dass gerade bei Beratung und Psychotherapie die genaue Kenntnis der Ziele oft schon die halbe Miete ist. Gerne können Sie mir Ihre Gedanken dazu auch in schriftlicher Form zu unserem ersten Gespräch mitbringen.

2. Was haben Sie schon alles getan, um Ihr Ziel zu erreichen und/oder das Problem zu lösen? Und mit welchem Erfolg?
Dies interessiert mich, weil ich aus Ihren Antworten erkennen kann, was Sie an Erfahrungen darüber gesammelt haben, wie Sie das Problem vielleicht schon bessern konnten. Dann interessiert mich, was wir herausfinden können über Ihre bewussten oder unbewussten Möglichkeiten, noch weitere Besserungen zu erzielen. Vielleicht haben Sie auch etwas getan, um eine Besserung zu erzielen, und es ist eher eine Verschlechterung dabei herausgekommen. Auch dafür interessiere ich mich, weil ich mit Ihnen solche »Verschlimmbesserungen« künftig meiden können will.

3. Welche positiven Veränderungen hat es möglicherweise bis zu unserem ersten Gespräch gegeben?
Viele Menschen haben die Erfahrung gemacht, dass sie sich mit Schmerzen beim Zahnarzt anmelden und dann beim Zahnarzt keine oder kaum mehr Schmerzen haben. Die wissenschaftliche Forschung hat dies auch für psychologische Beratung und Psychotherapie untersucht und festgestellt: Über 70 Prozent aller derjenigen, die einen Beratungs- oder Therapietermin ausgemacht haben, gaben beim ersten Termin an, dass das Problem sich jetzt etwas anders, und zwar gelindert, darstellt. Und diese Linderung oder Besserung war unabhängig von der Schwere und Massivität des Ausgangsproblems! Noch rätseln die Forscher, wie sich diese Verbesserungen erklären lassen. Vermutlich spielt eine Rolle, dass man nach dem telefonischen Festsetzen des ersten Termins sich besonders Gedanken darüber macht, wie der Therapeut es mit einem zusammen schaffen

wird, eine Besserung zu erzielen und das Problem zu lösen. Und dadurch entstehen neue Gedanken, Erkenntnisse oder neue Verhaltensweisen, die zu Besserungen führen. Ich möchte Sie bitten, darauf zu achten, welche positiven Veränderungen Ihnen eventuell bis zu unserem ersten Termin auffallen. Sie können wichtige Samenkörner sein, aus denen weitere Besserungen erwachsen.

Video

Zu Beginn unserer ersten Sitzung werde ich Sie fragen, ob Sie damit einverstanden sind, dass von unserem Gespräch routinemäßig ein Protokoll erstellt wird dadurch, dass ein kleines Videogerät mitläuft. Dies hat den Vorteil, dass dann Sie sich oder ich mir die Aufzeichnung noch einmal anschauen könnten. Dies will ich manchmal, wenn ich den Eindruck habe, dass ich etwas nicht richtig verstanden habe oder hätte besser machen können. Ich zeige diese Aufnahme niemandem, ich stehe ja sowieso unter Schweigepflicht, und die nehme ich sehr ernst. Und wenn Sie die Aufnahme jemandem zeigen wollten, wäre es nett, wenn Sie mir das sagen würden.

Wie teuer ist eine Sitzung?

Eine 60-minütige Sitzung kostet bei mir ... Euro. Dieses Honorar gilt auch für die meist wichtigste und grundlegende erste Sitzung. Auf Wunsch (z. B. bei weiter Anreise) kann man auch 90-minütige Sitzungen für ... Euro vereinbaren. Am liebsten ist es mir, wenn Sie bar bezahlen. Selbstverständlich erhalten Sie gerne eine Quittung.

Was übernimmt die Krankenkasse?

Da ich nicht in das kassenärztliche Versorgungssystem eingebunden bin, werden die Kosten in der Regel von der gesetzlichen Krankenkasse nicht erstattet. Je nach Vertrag kann es sein, dass private Krankenversicherungen Ihnen die Kosten für eine

Therapie bei mir erstatten. Dazu ist es aber erforderlich, dass ein ausführlicher Antrag gestellt und begründet und ärztlicherseits eine seelische Krankheit bei Ihnen diagnostiziert und deswegen eine Psychotherapie empfohlen werden. Bedenken Sie bitte auch, dass es beim Abschluss von Arbeitsunfähigkeits-, Lebens- und privaten Krankenversicherungen erhebliche Risikozuschläge geben kann, wenn Sie angeben müssen, dass Sie einmal eine Psychotherapie gemacht haben. Da ich unter Schweigepflicht stehe, erfährt von mir niemand ohne Ihr Einverständnis, dass Sie zu mir kommen oder gekommen sind.

Wie lange dauert eine Therapie?
In welchem Abstand finden die Sitzungen statt?
Mein Ziel ist es, alles dazu zu tun, dass Sie Ihr Ziel so schnell und mit so wenigen Sitzungen wie möglich erreichen. Gerne mache ich mit Ihnen einen einmaligen Termin aus. Grundlegende Veränderungsprozesse können sich aber manchmal auch über Jahre hinziehen. Wenn man dabei Förderung, Unterstützung und Begleitung haben will, so sind nicht unbedingt wöchentliche Terminabstände nötig. In meiner Praxis haben sich Abstände von zwei bis zwölf Wochen zwischen den Terminen am besten bewährt. Ich gehe sehr weitgehend auf Ihre Bedürfnisse bezüglich Terminen ein und lasse mir von Ihnen bei jeder Sitzung neu vorgeben, in welchem Abstand wir den nächsten Termin machen sollten. Bewährt hat sich auch, zu Beginn eine Anzahl von Sitzungen festzulegen, innerhalb derer man das Problem so weit gelöst haben will, dass man wieder alleine damit klarkommen kann und will. Eine solche Vorgabe führt zu einer noch größeren Konzentration auf das Wesentliche. Und man hat immer die Freiheit, mehr oder weniger Sitzungen zu machen als ursprünglich geplant.

Zum Schluss möchte ich Ihnen noch einige Informationen über mich geben:
Ich bin 1954 geboren, in Heilbronn am Neckar aufgewachsen und habe in Hamburg Psychologie und Germanistik studiert. Nach dem Abschluss des Psychologiestudiums habe ich zunächst sechs Jahre lang in Hamburg in einem psychiatrischen Krankenhaus gearbeitet. Danach eröffnete ich eine psychotherapeutische Praxis und gründete zusammen mit meinem Kollegen Ortwin Meiss das *Milton Erickson Institut* Hamburg. Dies ist ein Fortbildungsinstitut, in dem Psychotherapeuten und Ärzte mit den neuesten Verfahren moderner Kurzzeitpsychotherapie und Hypnose vertraut gemacht und in diesen Verfahren trainiert werden. Als Ausbilder lehre ich in Seminaren oder auf Kongressen an den Wochenenden, was ich in der Woche in meiner Praxis praktiziere. Parallel dazu arbeite ich an wissenschaftlichen Veröffentlichungen zu Weiterentwicklungen effektiver Beratungsformen, moderner Kurzzeittherapie und der Hypnose. In den letzten Jahren habe ich mich auch intensiv mit der Weiterentwicklung der zahnärztlichen Hypnose beschäftigt. Mein Praxisraum ist 95 m^2 groß, damit hier an Wochenenden Ausbildungsseminare der Regionalstelle Frankfurt des *Milton-H.-Erickson-Instituts* und der *Deutschen Gesellschaft für Zahnärztliche Hypnose (DGZH)* stattfinden können. Seit 1995 lebe ich in Kriftel und bin stolzer und glücklicher Vater eines Sohnes. Als Freizeitsport gehe ich gerne die Wände einer Sportkletterhalle in Frankfurt hoch.

Ich freue mich auf unser Gespräch am … und grüße Sie bis dahin sehr herzlich

Ihr Manfred Prior

PS: Sie können mich durch einen Anruf übrigens nie stören, da ich während Beratungs- und Therapiegesprächen immer den für mich unhörbaren Anrufbeantworter eingeschaltet habe.

Über die Autoren

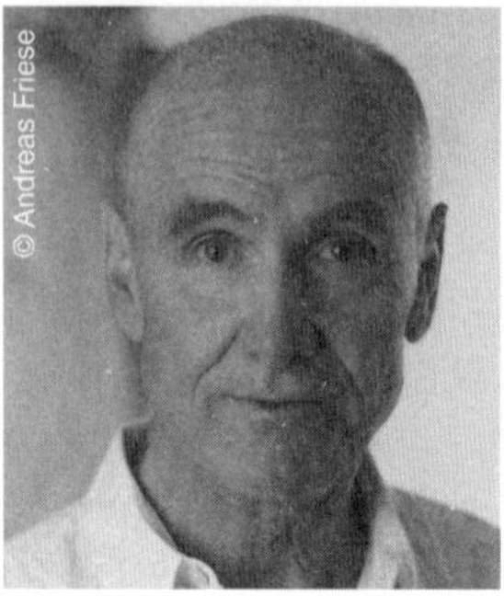

Manfred Prior, Dr. phil., Dipl.-Psych., ist Ausbilder der Milton Erickson Gesellschaft für Klinische Hypnose (M.E.G.) und leitet zusammen mit Frauke Niehues die Regionalstelle Frankfurt-Gießen der M.E.G. Neben seiner breiten Fortbildungstätigkeit arbeitet er als Therapeut, Berater und Coach. Mit seinem Verlag Therapie-Film produziert er hochwertige Seminardokumentationen zum State of the Art moderner Psychotherapie. Manfred Priors im Carl-Auer Verlag erschienenes Buch *MiniMax-Interventionen – 15 minimale Interventionen mit maximaler Wirkung* (20. Aufl. 2025) ist eines der meistverkauften Fachbücher für Berater und Psychotherapeuten. Auf seiner Homepage www.manfred-prior.de gibt es zur optimalen Vorbereitung von Beratung und Therapie weitere Informationen, Downloads und Links.

Kontakt: www.manfred-prior.de
www.therapie-film.de

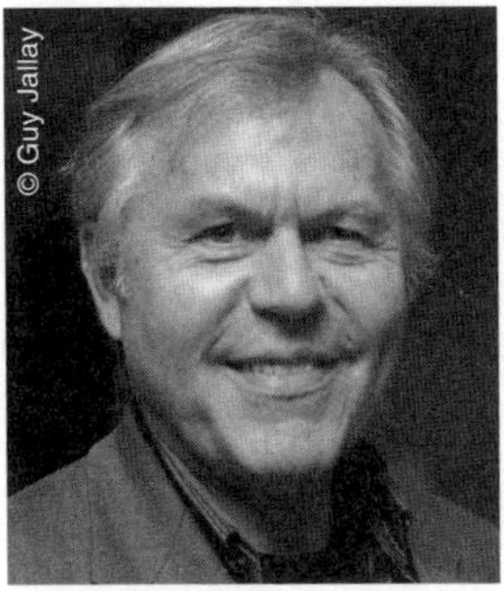

Gunther Schmidt, Dr. med., Dipl. rer. pol., Facharzt für psychosomatische Medizin und Psychotherapie, ist Ärztlicher Direktor der sysTelios Privatklinik für Psychotherapie und psychosomatische Gesundheitsentwicklung sowie Leiter des Milton-Erickson-Instituts Heidelberg, Zentrum für hypnosystemische Kometenzentfaltung. Er ist Mitbegründer des Heidelberger Instituts für systemische Forschung und Beratung, der Internationalen Gesellschaft für Systemische Therapie (IGST), des Carl-Auer Verlags, des Helm-Stierlin-Instituts in Heidelberg und des Deutschen Bundesverbands Coaching (DBVC), Ausbilder der M.E.G, Lehrtherapeut, Lehrender Supervisor der SG und der DGSF sowie Senior Coach des DBVC. 2011 erhielt er den *Life Achievement Award* der Weiterbildungsbranche, 2014 den M.E.G-Preis, 2015 den *Coaching Award* der deutschen Coaching Convention und 2017 den winwinno-Preis der Fördergemeinschaft Mediation DACH e. V., Deutschland, Austria, Schweiz.

Kontakt: www.meihei.de